G. Fiegel

Kortikoid-Nebenerscheinungen

Kortikoid-Nebenerscheinungen

Von

Dr. med. G. FIEGEL

Facharzt für innere Krankheiten
Duisburg

Zweite überarbeitete Auflage

Mit 27 Abbildungen und 8 Tabellen

19 79

F. K. SCHATTAUER VERLAG · STUTTGART – NEW YORK

CIP-Kurztitelaufnahme der Deutschen Bibliothek

Fiegel, Georg:
Kortikoid-Nebenerscheinungen / von G. Fiegel. –
2. Aufl. – Stuttgart, New York : Schattauer,
1979

ISBN 3-7945-0696-0

Printed in Germany

Satz, Druck und Einband: Schwetzinger Verlagsdruckerei GmbH, 6830 Schwetzingen

ISBN 3 7945 0696 0

Inhaltsverzeichnis

1. Einleitung

Seit der Einführung des Cortisons durch Hench u. Mitarb. (1) im Jahre 1948 hat sich in der Therapie mit NNR-Steroiden und in der Indikationsstellung vieles geändert. Zahlreiche synthetische Derivate sind entwickelt worden. Gleichzeitig hat man in diesen Jahren erkennen müssen, daß es trotz Fortentwicklung neben der segensreichen therapeutischen Wirkung der NNR-Steroide auch weiterhin schwerste Nebenerscheinungen gibt, vor allem natürlich bei unzweckmäßiger Anwendung.

Cortison und Cortisol stellen die von der NNR physiologisch sezernierten Glukokortikosteroide dar. Ihnen haftet noch eine deutliche mineralokortikoide Wirkung an. Die später entwickelten synthetischen, vom Cortisol abgeleiteten Derivate, die man als Glukokortikoide oder Kortikoide bezeichnet, zeigen eine ausgeprägtere glukokortikoidartige und eine weitgehend unterdrückte bis fehlende mineralokortikoide Wirkung. Beim Triamcinolon mit seinem leicht diuretischen Effekt ist diese Eigenschaft sogar ins Positive gewendet.

Das Cortisol findet heute praktisch nur noch bei der Substitutionstherapie des Morbus Addison Anwendung, während es in der pharmakodynamischen Therapie durch die Kortikoide verdrängt worden ist.

Die Kortikoidbehandlung akuter Erkrankungen einerseits und chronischer Erkrankungen andererseits ist grundlegend verschieden. Die akuten Krankheiten – allergisches, entzündliches und toxisches Geschehen – verlangen maximal hohe Tagesdosen, die, während kurzer Zeit gegeben, hervorragend vertragen werden. Bei der Behandlung chronischer Erkrankungen hat man sich zum Prinzip gemacht, niedrig zu dosieren, um eine optimale, jedoch nicht immer maximale Besserung zu erreichen, dafür aber das Auftreten schwerwiegender Nebenwirkungen zu vermeiden.

Unter Nebenwirkungen während einer Kortikoid-Langzeitmedikation versteht man das Auftreten unerwünschter, häufig sehr störender Erscheinungen, die jedoch nichts anderes als physiologische Begleiteffekte dieser Therapie sind. Ihr Auftreten ist hauptsächlich von 6 Faktoren abhängig: von der individuellen Reaktionslage des Behandelten, von der Art der Erkrankung, von dem jeweils verwendeten Kortikoid, der Höhe der Tagesdosis, der Applikationsart und der Therapiedauer. Beim einzelnen Patienten manifestieren sich oft nur eine oder wenige der möglichen Nebenwirkungen. Eine kritische Grenzdosis für die Langzeitmedikation stellen 10 mg Prednison-Äquivalent dar.

Neben der Kenntnis der Äquivalenzdosen ist es auch wichtig, die Cushing-Schwellendosen der einzelnen Kortikoide zu kennen. Bock (2) hat 1964 erstmals verschiedene Schwellendosen einzelner Kortikoide im Hinblick auf das Auftreten eines Cushing-Syndroms nach klinischen Erfahrungen angegeben.

Tab. 1 zeigt, in mg ausgedrückt, die therapeutischen Äquivalenzdosen und die Cushing-Schwellendosen der einzelnen Kortikoide. Diese Zusammenstellung erfolgte entsprechend den Angaben von Autoren, die sich speziell mit der Errechnung dieser Werte befaßten (2–9).

Im Gegensatz zur hochdosierten Stoßtherapie, die harmlos ist, solange sie kurzfristig bleibt, sind bei einer Langzeitmedikation – wie dies bei Rheumatikern und Asthmatikern

Tab. 1. Gegenüberstellung von therapeutischen Äquivalenzdosen und Cushing-Schwellendosen verschiedener Kortikoide.

Kortikoid	Therapeutische Äquivalenzdosis	Cushing-Schwellendosis
Cortison	50	50
Cortisol	40	40
Methylenprednisolon	12	15 –20
Prednison	10	7,5–10
Prednisolon	10	7,5–10
Fluocortolon*)	10	15 –20
Methylprednisolon	8	6 –10
Triamcinolon (antirheumatisch)	8	8 –10
Triamcinolon (antiallergisch)	5**)	
Paramethason	4	4 –6
Fluprednisolon	4	8 –12
Dexamethason	2	1,5–2
Betamethason	1,5	1 –2

Tab. 2 – entnommen einer Arbeit von Slocumb u. Mitarb. (10) – veranschaulicht die Cushing-Schwellenwerte von 6 Steroiden in Abhängigkeit von Alter und Geschlecht.

Tab. 2. Unterschiedliche Cushing-Schwellendosen in Abhängigkeit von Alter und Geschlecht.

	Cortison	Cortisol	Prednison	Methyl-prednisolon	Triam-cinolon	Dexa-methason
Kinder	10,0	7,5	2,0	1,6	1,6	0,4
Jugendliche	10,0–15	7,5–10	2,0–3	1,6–2,4	1,6–2,4	0,4–0,6
Frauen	30,0–37,5	25,0–30	5,0–6,5	4,0–5,2	4,0–5,2	1,0–1,3
Männer	37,5–50	30,0–40	6,5–9	5,2–7,2	5,2–7,2	1,3–1,8
Frauen nach Menopause	20,0–30	15,0–25	3,5–5	2,8–4	2,8–4	0,7–1

über Monate bis Jahre notwendig ist – die therapeutisch gerade noch ausreichenden Dosen sehr präzise auszutesten und die Cushing-Schwellendosen nach Möglichkeit nicht zu überschreiten. Hält man sich daran, so wird man auch unter hochwirksamen NNR-Steroiden keine schweren Nebenerscheinungen beobachten.

Um schweren Komplikationen, die zu katastrophalen Ausgängen führen können, aus dem Wege zu gehen, muß sich der behandelnde Arzt über sämtliche Nebenwirkungen und über

*) Kann an sich nur bedingt verglichen werden, da Fluocortolon 1× tgl. geprüft wurde (zirkadiane Applikation), während die anderen Kortikoide, wie früher üblich, nach der kontinuierlichen Medikation beurteilt wurden (11).

**) Beim Triamcinolon besteht eine ausgeprägte, klinisch erhärtete Dissoziation zwischen der antirheumatischen und der deutlich stärkeren antiallergischen Wirkung, die im Interesse des Patienten unterschiedliche Äquivalenzdosen gegenüber den übrigen Kortikoiden erforderlich macht.

unterschiedliche Eigenschaften der einzelnen Kortikoide genauestens orientieren. Neben einer laufenden Überwachung des Kranken, die besonders in der Ambulanz streng gehandhabt werden muß, sollten auch die Kranken selbst auf Symptome möglicher Nebenwirkungen hingewiesen werden, damit sie bei deren Auftreten den Arzt umgehend orientieren. Informationen des Arztes und Unterlagen für die Unterrichtung des Patienten sind das Ziel dieser Abhandlung. Bewußt wurde dabei auf Nebensächlichkeiten verzichtet, um ein klares Bild über die häufigsten Kortikoid-Nebenerscheinungen, die unterschiedlichen Wirkungen der einzelnen Kortikoide und die therapeutischen Gegenmaßnahmen zu vermitteln.

Wegen der besseren Übersichtlichkeit werden die verschiedenen Kortikoid-Nebenerscheinungen in einzelnen Abschnitten besprochen.

Literatur

(1) Hench, P. S., et al.: Mayo Clin. Proc. *24:* 181 (1949).
(2) Bock, H. E.: Dtsch. med. J. *15:* 707 (1964).
(3) Matthies, H., et al.: Med. Mitt. *30:* 1 (1969).
(4) Grenzmann, M., et al.: Med. Welt *21:* 1746 (1970).
(5) Hochheuser, W., et al.: Münch. med. Wschr. *112:* 892 (1970).
(6) Kreysel, H. W., et al.: Münch. med. Wschr. *115:* 461 (1973).
(7) Schäfer, E. J., R. Buchholz: Nebenwirkungen und Gefahren der Hormontherapie. Thieme, Stuttgart 1974.
(8) Fiegel, G.: Arzneimittel-Forsch. *25:* 560 (1975).
(9) Schöpf, E., et al.: Z. allg. Med. *48:* 60 (1972).
(10) Slocumb, Ch.: Clinical Use of Adrenal Steroids (Hrsg. J. Brown, C. Pearson). McGraw-Hill, New York 1962.
(11) Greiner, H., aus Garn, W. et al.: Fluocortolon-Symposium, S. 164. Saladruck, Berlin 1967.

2. Grundlagen der Kortikoid-Therapie

Glukokortikosteroide und Kortikoide lassen sich von zwei Gesichtspunkten aus betrachten: einmal aus der Sicht des Krankheitsbildes, zum anderen aus der Sicht der Applikationsart.

An erster Stelle sei die **Substitutionstherapie** genannt. Diese wird lediglich bei der Addisonschen Krankheit angewendet, um den Ausfall der endogenen Glukokortikosteroide zu substituieren.

Tab. 3. Substitutionstherapie bei chronischer Nebennierenrindeninsuffizienz nach Krück (1).

1. Glukokortikoid:		
Hydrocortison, per os	morgens	15 (−20) mg
	mittags	5 (−10) mg
	abends	5 mg
2. Mineralokortikoid:		
Fludrocortison, per os	morgens	0,1 mg
	abends	0,1 mg

Als Steroid kommt das physiologische Cortisol in Frage, tägliche Mengen zwischen 20 und 30 mg, meist in drei gleichen Gaben über den Tag verteilt. Neben Gaben von Cortisol werden in der Mehrzahl der Fälle Mineralokortikoide – Doca oder Fludrocortison – benötigt.

Mit der **Hemmtherapie** soll eine überschießende ACTH-Produktion gebremst werden. Diese Hemmtherapie verwendet man beim adrenogenitalen Syndrom. Hier ersetzt das Kortikoid einerseits das fehlende endogene Cortisol, andererseits wird die ACTH-Produktion gebremst, somit auch die übermäßige Androgenausschüttung gehemmt. Dexamethason wird bevorzugt, weil es die stärkste Hypophysenhemmung bewirkt.

Bei der **pharmakodynamischen Therapie** – der am häufigsten geübten Behandlung mit Kortikoiden – handelt es sich um keine ätiologische oder kausale Behandlung, sondern lediglich um eine symptomatische. Es werden unspezifische Wirkungen ausgenutzt, wie etwa der antiphlogistische, antipyretische, antiallergische, antiexsudative oder antitoxische Effekt der Kortikoide.

Bei der pharmakodynamischen Therapie können zwar prinzipiell alle Kortikoide verwendet werden, doch wird der Experte je nach dem jeweiligen Krankheitsbild das günstigste Kortikoid wählen.

Die pharmakodynamische Therapie kann in Form einer hochdosierten Stoßtherapie oder einer Langzeittherapie erfolgen.

Die Domäne der **hochdosierten Stoßtherapie** sind akut aufgetretene lebensbedrohliche Zustände, wie etwa der kardiogene Schock, schweres Kreislaufversagen, Intoxikationen, schwere Allergien oder lebensbedrohliche Kontrastmittelzwischenfälle.

Bei diesen desolaten Krankheitszuständen ist die Sorge um eine Überdosierung fehl am Platz. Vielmehr wird häufig der Fehler begangen, zu kleine und verzettelte Dosen zu applizieren.

Initial sollen höchste Dosen intravenös gegeben werden, dabei soll die erste Injektion nicht unter 500 mg Prednisolon-Äquivalent liegen; bei Kindern bis zu 4 Jahren 250 mg. Je nach Reaktion und Lage des Falles können in Abständen von Minuten bis Stunden mehrere weitere Injektionen in Dosen zwischen 500 und 1000 mg notwendig werden (2–11). Für diese hohe Dosierung stehen Ampullen von 250 mg und 1000 mg von Prednisolon und 6-α-Methylprednisolon als Hemisuccinate, sowie 200 mg Triamcinolon-acetonid als Phosphat zur Verfügung. Nach SCHWOERER et al. (34) ersetzen Initialdosen von 200 mg Triamcinolon-acetonid-dikaliumphosphat bei einer Gesamttagesdosis von 300–400 mg am ersten Behandlungstag bei akuten Notfällen 1–2 g Prednisolon oder Methylprednisolon. Die schnelle Verfügbarkeit der neuen spritzfertigen Injektionslösung und die raschere Aufspaltung des Phosphatesters gegenüber den Hemisuccinaten stellt ohne Zweifel einen Gewinn für den Einsatz in der Notfallbehandlung dar.

Bei schwer auffindbaren Venen – im Kollaps nicht selten – scheue man sich nicht vor einer intrakardialen Injektion, um das lebensrettende Kortikoid so rasch wie möglich in die Blutbahn zu bringen. Eine weitere Möglichkeit bei kollabierten Patienten ist die Punktion der Vena subclavia. Eine intramuskuläre Injektion ist weitgehend nutzlos, weil im Kollaps zu wenig resorbiert wird.

Die Verträglichkeit hochdosierter intravenöser Kortikoidgaben in einem kurzen Zeitabschnitt ist gut, Nebenerscheinungen sind nicht zu befürchten. Auch bei Vorliegen einer diabetischen Stoffwechsellage ist das Vorgehen nicht anders; selbstverständlich muß der Zuckerhaushalt laufend überwacht und durch Zugabe von Antidiabetika korrigiert werden.

Versuche an Gesunden, unter Tagesdosen von 2400 mg Prednisolon, zeigten einen kurzdauernden Blutzuckeranstieg bis maximal 140 mg%, einen unwesentlichen Natriumanstieg im Serum, die typischen kortikoidbedingten Veränderungen im Blutbild und eine leichte Erhöhung der Herzfrequenz. 2 Tage nach Therapieende vorgenommene Belastungsteste ergaben ein normales Ansprechen der Nebennierenrinde (7, 11).

Die **Kortikoid-Langzeitmedikation**, oft lebensrettend, aber auch mit Gefahren und Nebenerscheinungen belastet, ist unser Hauptthema. Leitgedanke der Langzeitmedikation ist die Verabreichung einer möglichst niedrigen Tagesdosis, die gerade noch in der Lage ist, den Kranken (fast) beschwerdefrei zu halten, ohne jedoch nennenswerte Nebenerscheinungen zu verursachen.

Dem therapeutischen Vorgehen sind sehr enge Grenzen gesetzt, wenn man bedenkt, daß bereits 7 mg Prednison der physiologischen Eigenproduktion an Cortisol pro Tag gleichkommen! Somit bedeutet schon eine geringe Erhöhung dieser Dosis ein Überschreiten der physiologischen Verhältnisse. Es muß aber bei verschiedenen chronischen Erkrankungen eine höhere Tagesdosis verwendet werden, weshalb eine solche Therapie mit den Risiken verschiedener Nebenerscheinungen belastet sein muß.

An dieser Stelle noch ein Wort zu den immer zahlreicher werdenden **Kombinationspräparaten** in der Rheuma- und Asthmabehandlung. Leider ist schon in der Mehrzahl der Fälle die Konzeption dieser Kombinationspräparate falsch: der Anteil an Nichtsteroiden ist zu niedrig, eine Einsparung von Kortikoiden deshalb gar nicht möglich. Da auch eine mehrmalige Applikation am Tage notwendig ist, kann der zirkadiane Rhythmus nicht eingehalten werden, was natürlich die Zahl der Nebenerscheinungen erhöht. Absolut ungünstig ist es, daß die meisten Kombinationspräparate das am aggressivsten wirkende Kortikoid, das Dexamethason, enthalten, dessen Tagesdosis auch bei niedriger Dosierung weit über der Cushing-Schwellendosis liegt. Noch unverständlicher ist die Verwendung von Kombinationen, die 2 verschiedene Kortikoide, wie Prednisolon und Dexamethason, enthalten; zwei Präparate enthalten sogar 3 Kortikoide!

Es erscheint sehr fraglich, ob während einer Langzeitmedikation die Nebenerscheinungsquote unter fixen Kombinationspräparaten gesenkt werden kann. Hier sei an die additive ulzerogene Wirkung der Antirheumatika und der Kortikoide erinnert. Eine orale Kombinationstherapie über lange Zeit ist nur dann von Vorteil, also kortikoideinsparend, wenn das Antirheumatikum individuell in der benötigten Höhe gegeben wird und die Kortikoidgabe in zirkadianem Rhythmus erfolgt (12–14). Injizierbare Kombinationspräparate zur Beseitigung akuter Schübe – über kurze Zeit appliziert – sind jedoch durchaus geeignet.

Bei der Langzeitmedikation ist die Applikationsweise von besonderer Wichtigkeit. Sie entscheidet wesentlich über Verträglichkeit und Höhe der Nebenerscheinungsquote. Die Erkenntnis des zirkadianen Rhythmus der Cortisolproduktion hat die seit über 2 Jahrzehnten geübte **kontinuierliche Medikation** (3 bis 4 Einzelgaben über den Tag verteilt) mit Recht in den Hintergrund gerückt.

Die Cortisolsekretion ist morgens 3 Stunden vor dem Aufwachen bis 1 Stunde danach (ca. 4–8 Uhr) am stärksten; auf diesen kurzen Zeitraum von etwa 4 Stunden entfallen 50% der gesamten Tagesproduktion. Im Laufe des Tages nimmt die Cortisolsekretion ständig ab;

während des späten Abends und nachts wird praktisch kein Cortisol sezerniert. Der damit verbundene Abfall des endogenen Cortisolspiegels bedingt die Stimulierung der Hypophyse. In Anlehnung an den physiologischen Rhythmus soll die gesamte Kortikoid-Tagesdosis einmalig morgens zwischen 6 und 8 Uhr appliziert werden. Dieser Einnahmemodus läßt die therapeutische Kortikoid-Zufuhr zeitlich mit der stärksten physiologischen Cortisolsekretion weitgehend zusammenfallen, man spricht von einer **zirkadianen Medikation**.

Noch günstiger ist die **alternierende Therapie**, bei der die doppelte Tagesdosis nur jeden zweiten Tag zwischen 6 und 8 Uhr verabreicht wird. Bei dieser Therapieart wird die NNR-Funktion weitgehend geschont, eine Erholungszeit von mehr als 36 Stunden verhindert eine Atrophie der Nebennierenrinde (12).

Schließlich stellt die **intermittierende Medikation** eine vierte Behandlungsart dar. Hier wird an drei aufeinanderfolgenden Wochentagen morgens zwischen 6 und 8 Uhr die gesamte Tagesdosis eingenommen; während der restlichen 4 Wochentage bleibt der Kranke therapiefrei. Diese Therapieart läßt sich wegen der langen therapiefreien Zwischenräume beim Rheumatiker nicht durchführen.

Zu bevorzugen sind die zirkadiane und die alternierende Therapie; es ist einwandfrei bewiesen, daß bei beiden Therapieformen nur eine geringe und kurzfristige steroidinduzierte NNR-Unterfunktion auftritt. Auch treten weit weniger Nebenerscheinungen auf, insbesondere der gefürchtete Hyperkortisonismus (14–17, 19). Schließlich bleibt der Behandelte streßfähiger und damit auch interkurrenten Belastungen besser gewachsen. Nach Kaiser (18) sind z. B. 15 mg Prednisolon, zirkadian verabreicht, gegenüber 10 mg in kontinuierlicher Gabe zu bevorzugen. Trotz erhöhter Tagesdosis wird bei der zirkadianen Medikation das endokrine System eindeutig geringer belastet, wie Untersuchungen des endogenen Cortisolspiegels zeigen. Das gilt für Behandlungen mit relativ hohen Tagesdosen während einer Langzeitmedikation. Interessant ist auch, daß sich ein Hyperkortisonismus zurückbilden kann, wenn man die gleiche Tagesdosis des gleichen Kortikoids statt kontinuierlich nunmehr zirkadian appliziert.

Die therapeutische Wirkung ist bei der zirkadianen und alternierenden Therapie – soweit aus der Literatur ersichtlich – der früher üblichen kontinuierlichen Medikation weitgehend gleichwertig, so daß therapeutisch gesehen keine Nachteile zu befürchten sind.

Schwierigkeiten ergeben sich vor allem bei Rheumatikern, denn unter der zirkadianen Therapie ist der analgetische Effekt häufig nicht ausreichend, so daß abends ein steroidfreies Antirheumatikum zusätzlich gegeben werden muß. Die alternierende Therapie ist aus dem gleichen Grunde bei Rheumatikern nur in den wenigsten Fällen durchführbar, die intermittierende Applikationsart scheidet gänzlich aus. Von Bedeutung ist die Feststellung, daß eine alternierende Therapie mit Dexamethason und Betamethason hinsichtlich der Vermeidung von Nebenerscheinungen keine Vorteile bringt (16, 19–24).

Dies hängt bei beiden Substanzen mit der langen Hemmwirkung auf das HVL-NNR-System zusammen. Vom Theoretischen her ist die beste Wirkung bei den Prednіderivaten zu erwarten; Ergebnisse mit Triamcinolon und Paramethason sollen nach Bethge dazwischen liegen (16).

Eine orale Medikation mit **Retard-Präparaten** ist widersinnig und muß abgelehnt werden, da der Effekt praktisch der kontinuierlichen Medikation entspricht und das HVL-NNR-System entsprechend stark belastet.

Eine große Bedeutung kommt den **Depot-Präparaten** zu, die nach intramuskulärer Gabe eine Wirkungsdauer von 2 bis 4 Wochen entfalten. Diese Behandlungsdauer wurde lange Zeit fälschlicherweise einer kontinuierlichen Medikation mit abfallendem Wirkungsspiegel gleichgesetzt. Zwischenzeitlich konnte die Befürchtung, Depot-Präparate würden den zirkadianen Rhythmus der endogenen Cortisolproduktion unterbinden, widerlegt werden (25, 26).

Blutspiegeluntersuchungen unter Gaben von 40 mg Triamcinolon-acetonid zeigten erstaunlicherweise, daß bereits 2 Wochen nach Applikation von dem Kortikoid nichts mehr nachweisbar war (25, 27). Diese Feststellung findet eine Bestätigung durch Untersuchungen des endogenen Plasma-Cortisolspiegels nach einer Injektion von 40 mg Triamcinolon-acetonid (25–28). Demnach kommt es in den ersten Tagen nach der Injektion zu einem Absinken des Plasma-Cortisolspiegels, doch werden die Ausgangswerte bereits 2 Wochen später wieder erreicht. Es besteht also beim Triamcinolon-acetonid eine ausgesprochene Diskrepanz zwischen der endokrinologischen Wirkung von 2 Wochen und der klinischen Wirkung von mindestens 3 Wochen. Dementsprechend kann eine Medikation mit Depot-Präparaten als eine Art intermittierender Therapie angesehen werden, wobei dem HVL-NNR-System jeweils nach 2 Wochen eine Erholungsphase von 7–14 Tagen gewährt wird.

Diese Untersuchungsergebnisse machen es auch verständlich, warum Zwischenfälle im Sinne von NNR-Versagen bei den heute in der ganzen Welt verwendeten Triamcinolon-acetonid-Depot-Injektionen unbekannt geblieben sind (25, 28, 32, 33). Bei Einhalten des 3–4-Wochen-Rhythmus wurden auch während einer Langzeitmedikation keine Myopathien beobachtet. Fettgewebsatrophien, die unter allen Kortikoiden auftreten können, entstehen nur bei nicht fachgemäßer Injektionstechnik (zu kurze Nadel; falscher Injektionsort, jugendliches Gewebe; s. a. S. 19, Abb. 4).

Auch bei der **rektalen Applikation** – Suppositorien und Klysma – hält man sich an die zirkadiane Therapie: Die gesamte Tagesdosis wird als einmalige Gabe – morgens zwischen 6 und 8 Uhr – verabreicht.

Auf die **intraartikuläre Injektion** wird im Abschnitt „Skelettsystem“ näher eingegangen, auf die **Kortikoid-Externa** im Kapitel „Dermatologische Nebenerscheinungen“.

Abschließend soll auch die **Therapie mit ACTH** kurz besprochen werden. Seit Einführung des synthetischen ACTH (29, 30) wird von dieser Medikation wieder mehr Gebrauch gemacht, zumal die Verträglichkeit durch Verwendung synthetischer Produkte besser geworden ist und die Allergien seltener sind (29). Ein großer Vorteil der ACTH-Therapie ist die Vermeidung einer NNR-Atrophie, ein weiterer wesentlicher Vorteil liegt darin, daß der Chronorhythmus des Plasma-Cortisolspiegels sich bereits wenige Tage nach Therapieende wieder einstellt. Dadurch entfallen nachteilige Rückwirkungen auf interkurrente Erkrankungen oder notwendige operative Eingriffe. Auch entfällt bei Kindern der störende wachstumshemmende Effekt der Kortikoide.

Der Hauptnachteil gegenüber einer Medikation mit modernen Kortikoiden liegt darin, daß die Wirkung über eine erhöhte Ausschüttung des heute absoleten Cortisols erfolgt – für dessen Nebenwirkung es unerheblich ist, ob es exogen zugeführt oder endogen (im Übermaß) sezerniert wird. Ein weiteres Problem ist der fehlende Vergleich zu der therapeutischen Äquivalenz gegenüber den einzelnen Kortikoiden, denn die individuell freigesetzte Cortisolmenge wird immer unterschiedlich bleiben.

Ein letzter – und nicht unwesentlicher – Nachteil liegt darin, daß ACTH nicht nur die Cortisolproduktion stimuliert, sondern auch die aller anderen Rindensteroide, insbesondere der Androgene, die bei Frauen häufig zu Virilisierungserscheinungen führen. Soviel an dieser Stelle zum Vergleich zwischen einer Medikation mit Kortikoiden und ACTH. In den einzelnen Abschnitten wird weiter auf Vor- und Nachteile der ACTH-Therapie eingegangen.

Ein sehr wichtiges Thema stellt die **Beendigung einer Kortikoid-Langzeitmedikation** dar. Bei der hochdosierten Kortikoid-Stoßtherapie von wenigen Tagen wird das Steroid abrupt abgesetzt, Entzugserscheinungen treten nicht auf. Bei Beendigung einer Langzeittherapie ist die Methode der Wahl das langsame Ausschleichen. Ausgehend von hohen Dosen kann bis auf eine Tagesdosis von 15 mg Prednison/Prednisolonäquivalent rasch gesenkt werden, nämlich täglich um 5 mg. Ab dieser Tagesdosis muß man sich langsam ausschleichen, gegebenenfalls die Dosis nach mehreren Tagen um nur 1 mg reduzieren, um Entzugserscheinungen oder Rezidive zu vermeiden. Besondere Vorsicht ist bei Rheuma und bei Lebererkrankungen geboten, da diese Krankheitsbilder häufig zu Rezidiven neigen.

Treten trotzdem Rezidive auf, muß die Dosis sofort auf die Höhe vor der letzten Reduktion – gegebenenfalls sind anfangs noch höhere Dosen notwendig – angehoben werden. Danach erfolgt erneut ein vorsichtiger Abbau.

Die Frage, ob ACTH-Gaben zur rascheren Ankurbelung der NNR-Funktion sinnvoll erscheinen, ist nach wie vor nicht endgültig geklärt. Die Mehrzahl der Autoren verzichtet auf terminale ACTH-Gaben bei einer Kortikoid-Langzeittherapie; es ergeben sich keine Vorteile; ACTH kann sogar hemmend wirken (12, 19, 29, 31 u. a.). Bekannt ist, daß sich die Hypophyse nach Therapieende vor der NNR erholt; terminale ACTH-Gaben dürften deshalb sinnlos sein, weil sich die NNR noch gar nicht stimulieren läßt.

Literatur

(1) Krück, F.: Ärztl. Fortbild. *16:* 134 (1968).
(2) Beickert, A.: Dtsch. Gesundh.-Wesen *25:* 2061 (1970).
(3) Dietzmann, R. H., et al.: Internist *12:* 103 (1971).
(4) Just, O. H.: Röntgenpraxis *25:* 102 (1972).
(5) Lillehei, R. C., et al.: Geriatrics *27:* 73 u. 81 (1972).
(6) Lillehei, R. C., et al.: Int. J. Clin. Pharmacol. *5:* 423 (1972).
(7) Lundsgaard-Hansen, P.: Chirurg *40:* 498 (1970).
(8) Novak, E., et al.: Clin. Pharmacol. Ther. *11:* 711 (1970).
(9) Schippan, R.: Dtsch. Gesundh.-Wesen *27:* 1990 (1972).
(10) Schwarz, R., et al.: Anaesthesist *20:* 127 (1971).
(11) Fiegel, G.: Med. Welt *25:* 2158 (1974).
(12) Mathies, H.: Aktuelle Steroidprobleme. Steinkopff, Darmstadt 1973.
(13) Mathies, H., et al.: Therapiewoche *24:* 3646 (1974).
(14) Mathies, H.: Therapiewoche *23:* 798 (1973).
(15) Bethge, H.: Internist *13:* 270 (1972).
(16) Bethge, H.: Dtsch. med. Wschr. *96:* 1254 (1971).
(17) Bethge, H., et al.: Dtsch. med. Wschr. *97:* 650 (1972).
(18) Kaiser, H.: Cortisonderivate in Klinik und Praxis. Thieme, Stuttgart 1973.
(19) Schäfer, E. L., R. Buchholz: Nebenwirkungen und Gefahren der Hormontherapie. Thieme, Stuttgart 1974.

(20) Fleisher, D. S.: J. Pediat. *70:* 54 (1967).
(21) Harter, J. G.: N.Y. St. J. Med. *66:* 827 (1966).
(22) Heimlich, E. M., et al.: J. Allergy *39:* 111 (1967).
(23) Rabhan, N. B.: Ann. intern. Med. *69:* 1141 (1968).
(24) Siegel, S. C., et al.: J. Allergy *36:* 209 (1965).
(25) Lange, R.: Med. Welt *22:* 1930 (1971).
(26) D'Agatha, R.: Rass. Neurol. veg. *23:* 1 (1969).
(27) Eberl, R., et al.: Rheumaforsch. *29:* 94 (1970).
(28) Rausch-Stroomann, J. G., et al.: Arzneimittel-Forsch. *21:* 836 (1971).
(29) Schuppli, R.: ACTH – eine Standortbestimmung für die Praxis. Huber, Bern 1973.
(30) Hannemann, H. R.: Med. Klin. *69:* 513 (1974).
(31) Karl, H. J.: Praxis-Kurier *10:* 48 (1972).
(32) Feischl, P., et al.: Fortschr. Med. *86:* 673 (1968).
(33) Günthner, W., et al.: Fortschr. Med. *88:* 827 (1970).
(34) Schwoerer, D. et al.: Therapiewoche *28*: 8497 (1978).

3. Verhalten der Nebennierenrinden-Funktion während einer Kortikoid-Langzeitmedikation

Die exogene Zufuhr von Kortikoiden führt über den Weg Hypothalamus-Hypophyse-Nebennierenrinde zu einer Verminderung der ACTH-Ausschüttung und demzufolge zu einer herabgesetzten Tätigkeit der Nebennierenrinde, wie die Abb. 1 zeigt.

Niedrige Tagesdosen, möglichst unterhalb der Cushing-Schwellendosis, haben nur eine **funktionelle NNR-Hemmung** zur Folge, auch wenn die Medikation über lange Zeit fortgeführt wird. Unter hohen Tagesdosen kommt es dagegen bereits nach 4 bis 6 Wochen zu **strukturellen Veränderungen** sowohl in der Nebennierenrinde als auch in der Hypophyse.

Neben Dosishöhe und Therapiedauer spielen die individuelle Empfindlichkeit und insbesondere die Applikationsweise sowie das verwendete Cortisolderivat eine wesentliche Rolle. Von großer Bedeutung ist nämlich die Tatsache, daß die verschiedenen Kortikoide

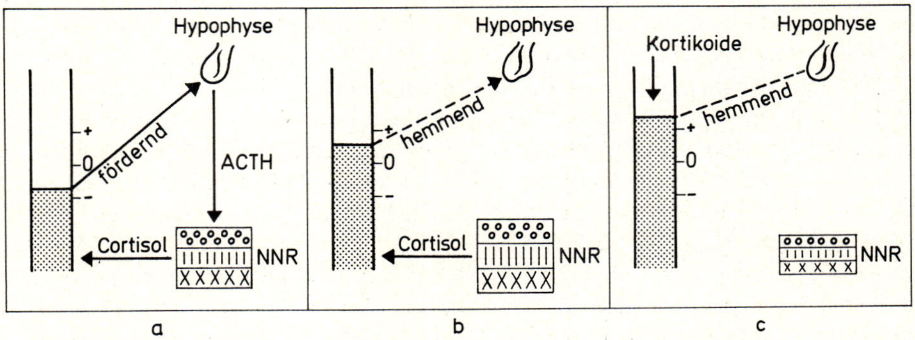

Abb. 1. a) Absinken des Rindenhormonspiegels bewirkt vermehrte ACTH-Ausschüttung. b) Überschuß an Rindenhormon führt zur Hemmung der ACTH-Produktion. c) Langdauernde exogene Kortikoidzufuhr hat Blockade der ACTH-Produktion und reversible Atrophie der Nebennierenrinde zur Folge.

in unterschiedlichen Dosisbereichen ungleiche suppressive Wirkungen aufweisen. Äquivalente Dosen von Prednison und Dexamethason wirken also mit zunehmender Dosiserhöhung unterschiedlich. Bei hohen Dosen hemmt Dexamethason die NNR relativ stärker – stets im Vergleich zu äquivalenten Prednison-Dosen (1, 2).

Nach Absetzen der Steroidmedikation ist die **Erholungsphase** sehr unterschiedlich; bei kurzer und niedriger Dosierung, bis zu ca. 10 mg/die Prednisonäquivalent, kann mit kurzer, d. h. wenige Wochen dauernder Erholungszeit gerechnet werden. Liegen aber bereits strukturelle Veränderungen vor, so können nach Therapieende 6 bis 18 Monate und mehr vergehen, bis sich wieder eine normale Funktion des HVL-NNR-Systems einstellt (3–9). Die ACTH-Inkretion erholt sich allgemein rascher als die NNR-Funktion (3–5, 9, 10), aber auch hier müssen erhebliche individuelle Differenzen berücksichtigt werden, die sich nicht vorausberechnen lassen (3, 11). Die Wiederherstellung der vollen Funktionsfähigkeit der NNR ist weitgehend von der Applikationsweise während der Behandlung abhängig; die Erholungsphase tritt – verglichen mit der kontinuierlichen Behandlungsart – nach zirkadianer, besonders aber nach alternierender Medikation wesentlich eher ein (3, 6, 7, 11–16).

Das **Absetzen der Therapie** verlangt ein langsames Ausschleichen, wobei die Dosis stufenweise reduziert wird. Nach Beendigung einer Kortikoid-Langzeitmedikation mit relativ hohen Dosen kann während operativer Eingriffe, bei schweren Erkrankungen oder bei Streß-Situationen eine Substitution mit Kortikoiden i. v. notwendig werden, da das NNR-Hypophysen-System das notwendige Mehr an endogenem Cortisol noch nicht zu produzieren vermag. Letale Ausgänge werden in der Literatur zwischen 3,5% und maximal 14% angegeben (7, 17, 37–41).

Treten plötzlich Komplikationen auf, deren Ursachen nicht sofort erklärbar sind, so denke man an eine eventuell vorangegangene Kortikoidmedikation und eine zutage tretende NNR-Insuffizienz. Sofortiger Kortikoideinsatz in hohen Dosen von 250 bis 500 mg Prednisolon kann den Verlauf schlagartig ändern.

Ein **Cortison-Entzugssyndrom** entwickelt sich beim abrupten Absetzen einer länger durchgeführten Kortikoidmedikation oder bei einer plötzlich vorgenommenen Herabsetzung der Tagesdosis während einer Langzeitmedikation.

Die Krankheitserscheinungen sind mannigfaltig; so findet man im Rahmen des Bildes einer akuten Addison-Krise verschiedene Schweregrade einer Adynamie. Häufig dominieren Symptome wie Müdigkeit, Übelkeit, Hypotonie, Schwindelgefühl und depressive Verstimmung. Die Differentialdiagnose kann große Schwierigkeiten bereiten.

Für die Entstehung des Krankheitsbildes spielt neben der Behandlungsart und der verabreichten Gesamtdosis hauptsächlich die Höhe der Kortikoid-Tagesdosis eine Rolle. Dosen unterhalb der Cushing-Schwellendosis werden stets längere Zeit ohne Beeinträchtigung der NNR-Funktion toleriert, die Rate der Nebenerscheinungen bleibt weit unter der Zahl der Fälle mit höher dosierter Therapie.

Der jeweilige Stand der NNR-Funktion läßt sich mit verschiedenen Testverfahren erfassen. Man denke aber daran, daß NNR-Funktionsproben erst ab dem 5. Tag nach Beendigung einer Kortikoidmedikation verwertbare Resultate liefern können! Neben Bestimmung der 17-Ketosteroid-Ausscheidung im Harn und Bestimmung des Cortisolspiegels im Serum sei an die Metopiron-, Vasopressin- und ACTH-Teste erinnert. Eine genaue Orientierung über den Funktionsstand ergibt sich erst nach Anwendung mehrerer Funktionsproben. Da schwere Zwischenfälle für Untersuchungen dieser Art keine Zeit lassen, erscheint unter diesen Umständen eine Sicherung der Diagnose ex juvantibus, also durch eine hochdosierte Kortikoid-Injektion, empfehlenswert.

Wird bei einer Kortikoid-Langzeitmedikation die Cushing-Schwellendosis überschritten, muß in den meisten Fällen mit dem Auftreten eines **Hyperkortisonismus** gerechnet werden. Darunter versteht man ein Symptomenbild, welches durch Überdosierung mit einem beliebigen Kortikoid verursacht wird und mit dem Cushing-Syndrom (endogener Hyperkortisonismus) übereinstimmt (7, 17–26).

SLOCUMB (27, 28) hat erstmalig das Auftreten eines Hyperkortisonismus in seiner akuten und chronischen Form beschrieben, wobei die akute Form dominiert.

Zu den Symptomen gehört das bekannte Mondgesicht, Stiernacken, Striae, Appetit- und Gewichtszunahme, Hypertonie, Stimmungslabilität, Akne, Hypertrichose, Muskel- und Gelenkschmerzen, Impotenz und Menstruationsstörungen, Ekchymosen, Magenbeschwerden, Infektanfälligkeit und diabetische Stoffwechselveränderungen. Natürlich treten nicht alle hier aufgezählten Veränderungen gleichzeitig auf; fast immer finden sich Mondgesicht mit Stiernacken, Striae und Übergewicht.

Die Abbildungen aus einer Arbeit von ZÖTL (29) zeigen ein 12jähriges Mädchen, das nach 13 Monaten Dexamethason-Therapie einen stark ausgebildeten Hyperkortisonismus aufweist (Abb. 2). Sie hatte in dieser Zeit 0,25–1–2,5 mg Dexamethason pro die erhalten.

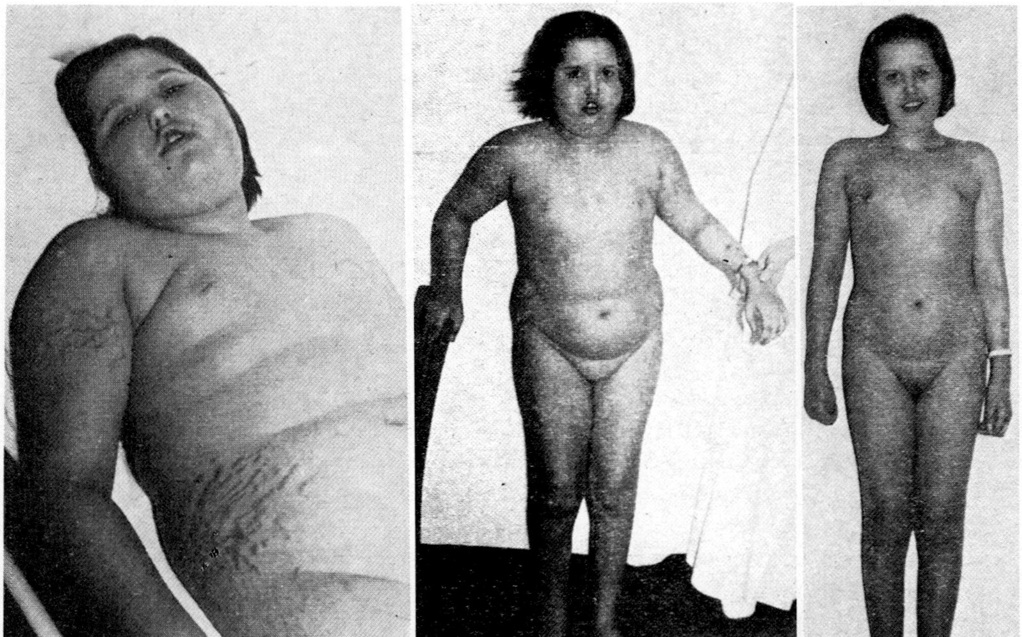

a b c

Abb. 2. 12jähriges Mädchen mit stark ausgebildeten Zeichen eines exogenen Hyperkortisonismus (a, b) und dasselbe Mädchen 5 Monate nach Dexamethasonentzug (c). [Aus (29).]

Bei der Entwicklung eines Hyperkortisonismus spielen Therapiedauer, Höhe der Tagesdosis, aber auch Alter und Geschlecht eine wesentliche Rolle; Frauen vor allem im Klimakterium werden bevorzugt befallen.

Die chronische Form des Hyperkortisonismus verläuft schleichend und ist oft schwer zu erkennen (20), am ehesten an einer aus Gelenk- und Muskelschmerzen, Müdigkeit und Stimmungsschwankungen bestehenden Trias (20–22).

Alle Krankheitssymptome, außer etwa vorhandene Striae, bilden sich nach Absetzen der Kortikoide zurück. Auch der Steroid-Diabetes verschwindet wieder; dagegen kann ein bereits latent vorhandener Diabetes unter der Therapie manifest geworden sein, der natürlich dann bestehen bleibt.

Eine seltene Komplikation einer NNR-Insuffizienz während des Ausschleichens ist bei Kindern der **Pseudotumor cerebri**. Es handelt sich um eine Hirndrucksteigerung mit Stauungspapille, Doppelsehen, Abducensparese, Erbrechen und Harnverhaltung. Auch bei sehr langsamem Ausschleichen mit der Kortikoiddosis kann es bei Kindern zu solchen Hirndrucksteigerungen kommen. Erneute Dosiserhöhung und ein noch langsameres Ausschleichen sind notwendig. Zusätzliche ACTH-Gaben können wesentlich zur Besserung beitragen und ermöglichen einen rascheren Abbau der Kortikoide (7, 17, 30, 31).

Die ebenfalls seltene **panmesenchymale Reaktion**, auch „Steroid-Pseudorheumatismus" genannt, ein Krankheitsbild ähnlich der primär chronischen Polyarthritis, die sich während einer Kortikoid-Langzeitmedikation entwickelt, ist oft schwer zu diagnostizieren, vor allem da sie mit Vorliebe Rheumatiker befällt.

Der Verlauf ähnelt dem akuten Schub einer chronischen Polyarthritis. Wichtigste Unterschiedsmerkmale sind ein Hyperkortisonismus und ein L.E.-Zellphänomen (17, 20–22, 25, 26). Nicht selten gleicht die Reaktion einem Lupus erythematodes disseminatus oder einer Periarteriitis nodosa, zumal auch gleichzeitig eine schwere nekrotisierende Arteriitis vorkommen kann, die eine Folge hyperergischer Entzündungsprozesse ist.

Auch die panmesenchymale Reaktion tritt bevorzugt bei Frauen im postklimakterischen Alter auf, besonders häufig bei der primär chronischen Polyarthritis, bei Leberzirrhose und auch beim Bronchialasthma. Diese Komplikation kann sowohl während einer Langzeitmedikation bei unveränderter Dosierung als auch bei Dosissenkung oder raschem Kortikoidentzug auftreten (7, 25, 32–34).

Bock (25, 33) hat erstmals verschiedene Schwellendosen einzelner Kortikoide im Hinblick auf das Auftreten eines Hyperkortisonismus nach rein klinischen Erfahrungen aufgestellt, die sogenannten **Cushing-Schwellendosen** oder Toleranzdosen.

Die Cushing-Schwellendosis der einzelnen Cortisolderivate beruht nicht primär auf der unterschiedlichen Wirkungsstärke der einzelnen Kortikoide, sondern darauf, daß eine bestimmte Tagesdosis (angegeben in mg) bei Langzeittherapie die Symptome einer Cortisolüberproduktion erzeugt. Die Dosen, die zu einer kompletten Hypophysenhemmung führen, und die Cushing-Schwellendosis liegen vermutlich sehr eng nebeneinander (35) oder sind gar identisch. Bezüglich der Äquivalenzdosen und der Cushing-Schwellendosen einzelner Kortikoide wird in Tab. 1, S. 2, hingewiesen. Haggenmüller (36) hat auf die stark unterschiedlichen Cushing-Schwellendosen bei der täglichen und alternierenden Applikationsart von Fluocortolon in der Pädiatrie aufmerksam gemacht.

Tab. 4. Unterschiedliche Cushing-Schwellendosen bei Kindern unter täglicher und alternierender Applikation.

Alter (Jahre)	Fluocortolon täglich	jeden 2. Tag
bis 1	2,5– 5 mg	10–15 mg
1–10	5 –10 mg	20–35 mg
10–14	10 –15 mg	35–50 mg

Man ist erstaunt, um wieviel höher die Cushing-Schwellendosis bei der alternierenden Behandlung im Vergleich zur täglichen Applikationsart liegt.

Literatur

(1) SCRIBA, P. C., et al.: Internist *13:* 261 (1972).
(2) RADVILA, A., et al.: Schweiz. med. Wschr. *99:* 709 (1969).
(3) HOCHHEUSER, W., et al.: Dtsch. med. Wschr. *94:* 2488 (1969).
(4) GRABER, A. L., et al.: J. clin. Endocr. *25:* 11 (1965).
(5) MEAKIN, J. W., et al.: Amer. J. Med. *29:* 459 (1960).
(6) MATHIES, H.: Aktuelle Steroidprobleme. Steinkopff, Darmstadt 1973.
(7) SCHÄFER, E. L., R. BUCHHOLZ: Nebenwirkungen und Gefahren der Hormontherapie. Thieme, Stuttgart 1974.
(8) GRABER, A. L., et al.: Trans. Ass. Amer. Phys. *27:* 296 (1964).
(9) SCHUPPLI, R.: ACTH – eine Standortbestimmung für die Praxis. Huber, Bern 1973.
(10) LIVANOU, T., et al.: Lancet *1967/II:* 856.
(11) KLAUS, D.: Therapiewoche *19:* 193 (1969).
(12) KRACHT, J.: Endokrinologie *39:* 80 (1960).
(13) BETHGE, H.: Klin. Wschr. *48:* 317 (1970).
(14) ACKERMANN, G. L., et al.: New. Engl. J. Med. *278:* 405 (1968).
(15) FLEISHER, D. S.: J. Pediat. *70:* 54 (1967).
(16) SOYKA, L. F.: Amer. J. Dis. Child. *113:* 693 (1967).
(17) BEICKERT, A.: Die Glukokortikoid-Therapie innerer Erkrankungen, Fischer, Jena 1968.
(18) FIEGEL, G., H. W. KELLING: Die Anwendung von Kortikoiden und anabolen Substanzen. Enke, Stuttgart 1962.
(19) FIEGEL, G.: Therapiewoche *14:* 420 (1964).
(20) FIEGEL, G., et al.: Internist. Prax. *7:* 525 (1967).
(21) FIEGEL, G., et al.: Tägl. Prax. *8:* 499 (1967).
(22) FIEGEL, G., et al.: Anästh. Prax. *3:* 159 (1968).
(23) BOLLER, R.: Wien. med. Wschr. *108:* 1086 (1958).
(24) BEGEMANN, H., et al.: Internist *8:* 85 (1967).
(25) BOCK, H. E.: Internist *3:* 459 (1962).
(26) EMMRICH, R.: Dtsch. Gesundh.-Wesen *16:* 952 (1961).
(27) SLOCUMB, CH.: Bull. Rheum. Dis. *3:* 21 (1952).
(28) SLOCUMB, CH., et al.: Ann. int. Med. *46:* 86 (1957).
(29) ZÖTL, E.: Münch. med. Wschr. *103:* 2474 (1961).
(30) BRAUN-VALLON, S., et al.: Bull. Soc. Ophthal. (Paris) *1961:* 943.

(31) ROYER, P., et al.: Sem. thér. *38:* 221 (1962).
(32) BLUMENCRON, W.: Wien. med. Wschr. *115:* 388 (1965).
(33) BOCK, H. E.: Dtsch. med. J. *15:* 707 (1964).
(34) DÖLLE, W., et al.: Med. Klinik *51:* 2177 (1958).
(35) FIEGEL, G.: Arzneimittelforsch. *25:* 560 (1975).
(36) HAGGENMÜLLER, F.: Med. Welt *21:* 1825 (1970).
(37) GRABNERW.: Fortschr. Med. *90:* 665 (1972).
(38) BUNIM, J. J., et al.: Arthr. Rheum. *1:* 313 (1958).
(39) BUNIM, J. J., et al.: Amer. J. Med. *18:* 27 (1955).
(40) BALDWIN, H., et al.: J. Allergy *32:* 109 (1961).
(41) MAUNSELL, K., et al.: Brit. Med. J. *1968/I:* 661.

4. Beeinflussung von Elektrolythaushalt und Gewicht

Unter Cortison und Cortisol wie auch unter ACTH, das ja über eine Cortisolfreisetzung wirkt, kommt es zu mineralotropen Effekten. Einerseits werden **Natrium und Chlor retiniert,** andererseits kommt es zum Verlust von Kalium, Kalzium und Phosphaten. So beobachtete man früher nach längeren hochdosierten Cortisolgaben Ödembildungen, Gewichtszunahme, Blutdruckanstieg, oft auch Herzvergrößerung mit Neigung zur Dekompensation. Im Elektrokardiogramm treten typische Zeichen einer Hypokaliämie auf. Kranke mit Neigung zu primären Störungen im Mineral- und Wasserhaushalt – Herz-, Nieren- und Leberkranke – waren von diesen Nebenerscheinungen besonders häufig betroffen; es wurden sogar Fälle mit letalem Ausgang beschrieben (1, 2).

Nach Einführung neuerer Cortisol-Derivate hat diese Nebenerscheinung an Bedeutung verloren, doch besteht auch heute bei jeder Kortikoid-Langzeitmedikation die Gefahr einer schleichenden **Kaliumverarmung.** Ihr Nachweis bereitet oft Schwierigkeiten, da die Kaliumwerte im Serum normal bleiben. Der Verlust geht zu Lasten des intrazellulären Kaliums. Dies konnte im Ionogramm von Leichenorganen nachgewiesen werden: Herzmuskel, Leber und Nieren zeigten einen besonders starken Kaliumverlust (3).

Die klinischen Symptome einer Hypokaliämie sind nicht selten geradezu irreführend; neben den allgemein bekannten Kaliummangelsymptomen – Adynamie, Muskelschwäche und Wadenkrämpfen – können nämlich auch Lähmungen der Skelettmuskulatur oder des Darmes (paralytischer Ileus) das klinische Bild bestimmen (4–8). Erst die Veränderungen im Elektrokardiogramm, als einzige typisch für eine Hypokaliämie, geben Aufschluß über den ursprünglichen Zusammenhang (siehe Abschnitt „Herz- und Kreislauf“).

Zur Prophylaxe während einer Langzeitmedikation eignet sich eine kaliumreiche Kost (Bananen, getrocknete Aprikosen, Pfirsiche, Birnen und kaliumhaltige Fruchtsäfte, wie Orangen-, Zitronen- und Tomatensaft), bei fortgeschrittenen Fällen Kaliumtherapie mit 3–6 g pro Tag.

Die Predniderivate besitzen immerhin noch etwa $^1/_3$ der natriumretinierenden Wirkung des Cortisols, weshalb sie bei Hochdruck und Herz-Kreislauf-Erkrankung heute gemieden werden; günstiger liegt das Dexamethason, das allerdings wiederum die stärkste Kaliumexkretion bewirkt (9). Triamcinolon hat als einziges Kortikoid keine natriumretinierende

Wirkung, es schwemmt sogar etwas aus und sollte deshalb bei den zur Ödembildung neigenden Hochdruck-, Herz- und Nierenpatienten eingesetzt werden (2, 10–15).

Eine **kalziprive Wirkung** besitzen alle Kortikoide, soweit sie über einen längeren Zeitabschnitt eingenommen werden. Auch hier verhält sich Dexamethason am ungünstigsten; der kalziprive Effekt des Dexamethason liegt etwa 30% höher als bei Cortisol, Prednison und Triamcinolon (2, 10, 13, 15). Betamethason entspricht in seiner Wirkung auf den Elektrolythaushalt weitgehend dem Dexamethason; auch Paramethason bringt nach BEGEMANN und KABOTH (4) keine wesentlichen Vorteile gegenüber den beiden vorgenannten Substanzen.

Der Kalziumverlust beruht einerseits auf einer Absorptionshemmung in der Darmwand, andererseits auf einer erhöhten Kalziurie. Abgesehen von diesen Mechanismen besteht noch ein antagonistischer Effekt der Kortikoide zur Wirkung des Parathormons (siehe Abschnitt „Endokrine Drüsen")
Schließlich bewirken alle Kortikoide eine **negative Phosphatbilanz** durch verstärkte Ausscheidung über die Niere; Kalzium und Phosphate werden aus den Knochen mobilisiert (siehe Abschnitt „Skelettsystem").

Als Gegenmaßnahme gelten Zufuhr von Kalzium- und Phosphor-Präparaten, neuerdings wird Fluor empfohlen. Vitamin D3 und Anabolika haben rein unterstützenden Charakter (7, 8, 16).

Die **Gewichtszunahme** – besonders unerwünscht bei Rheumatikern mit Befall der unteren Extremitäten – basiert einerseits auf einer Natriumretention und Ödembildung, andererseits kann auch eine Gewichtszunahme durch eine starke Appetitanregung ausgelöst werden. Hier bestehen zwischen Triamcinolon und Dexamethason die größten Differenzen. Dies hängt mit unterschiedlichen Wirkungsqualitäten, wie Appetitsteigerung und katabole Eigenschaften, und auch mit psychischer Beeinflussung zusammen. Unter Triamcinolon kommt es zu keiner Gewichtszunahme, wohingegen sie unter Dexamethason am stärksten ist, obwohl dessen natriumretinierende und ödembildende Wirkung um ein Vielfaches unter der des Cortisols liegt (2, 10, 13, 15).

Literatur

(1) SCHÄFER, E. L., R. BUCHHOLZ: Nebenwirkungen und Gefahren der Hormontherapie. Thieme, Stuttgart 1974.
(2) BEICKERT, A.: Die Glukokortikoid-Therapie innerer Erkrankungen. Fischer, Jena 1968.
(3) JANSEN, H. H.: Therapiewoche *17:* 1907 (1967).
(4) BEGEMANN, H., et al.: Internist *8:* 85 (1967).
(5) JACOBI, J., et al.: Therapiewoche *21:* 1475 (1971).
(6) BOCK, H. E.: Internist *3:* 459 (1962).
(7) FIEGEL, G.: Therapiewoche *14:* 420 (1964).
(8) FIEGEL, G., et al.: Internist. Prax. *7:* 525 (1967).
(9) MATHIES, H.: Aktuelle Steroidprobleme. Steinkopff, Darmstadt 1973.
(10) GRABNER, W.: Fortschr. Med. *90:* 665 (1972).
(11) HERKEN, H.: Arch. klin. exp. Ohr.-, Nas.- u. Kehlk.-Heilk. *188:* 115 (1967).
(12) HOLLANDER, J. L.: J. Amer. med. Ass. *172:* 306 (1960).

(13) NEUMAN, M.: Méd. et. Hyg. (Genève) *43:* 155 (1969).
(14) SCRIBA, P. C., et al.: Bull. Tufts – New Engl. med. Cent. *4:* 71 (1958).
(15) FIEGEL, F.: Arzneimittel-Forsch. *25:* 560 (1975).
(16) FIEGEL, G., H. W. KELLING: Die Anwendung von Kortikoiden und anabolen Substanzen. Enke, Stuttgart 1962.

5. Die Eiweiß-katabole Wirkung

Alle Kortikoide beeinflussen den Eiweißhaushalt negativ, im Sinne einer katabolen und antianabolen Wirkung. In der Leber erfolgt eine verstärkte Desaminierung der Eiweiße. Stickstoff, vor allem als Harnstoff, wird in vermehrtem Maße über die Nieren ausgeschieden; der Proteingehalt im Muskelgewebe, in der Haut und im Knochen nimmt ab.

Untersuchungen, die es ermöglichen würden, die einzelnen Cortisolderivate hinsichtlich deren katabolen Wirkung direkt zu vergleichen, liegen leider nicht vor. Bilanzuntersuchungen mit den vier wichtigsten Substanzen – Cortisol, Prednison, Triamcinolon und Dexamethason – ergeben unter Prednison/Prednisolon die geringste katabole Wirkung; um das Doppelte stärker wirkt Cortisol, am stärksten Dexamethason und Triamcinolon (1–6).

Nach WELLER (7, 8) führt eine Tagesdosis von 30 mg Prednisolon – bei Zufuhr von 1 g Eiweiß pro kg Körpergewicht – zu einer negativen Stickstoffbilanz mit Verlust von 1,9 g Stickstoff pro die. Dieser Stickstoffverlust steigert sich dosisabhängig, er beträgt bei 60 mg Prednisolon 3,8 g. Einer besonderen Berücksichtigung bedürfen alte Menschen und Kranke, die auf Grund ihres Primärleidens bereits zu vermehrtem Eiweißverlust neigen. Eine eiweißreiche Kost und zusätzliche Verabreichung von Anabolika sind empfehlenswert (9–12).

Bei der Langzeittherapie ist die starke katabole Wirkung des Dexamethason, des ebenso stark katabolen Betamethason und des Triamcinolon entsprechend exakt einzukalkulieren. Es sei daran erinnert, daß beim asthmatisch-allergischen Formenkreis die Triamcinolon-

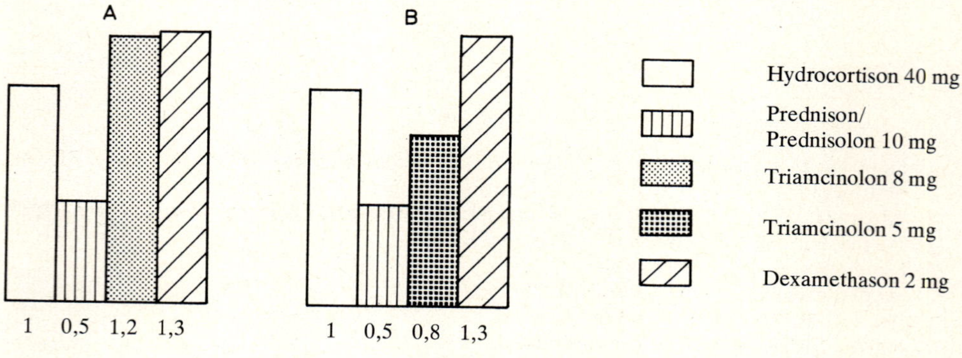

Abb. 3. A:Kataboler Effekt (rheumatischer Formenkreis) unter 40 mg Hydrocortison, 10 mg Prednison, 8 mg Triamcinolon und 2 mg Dexamethason. B: Vergleich zu A beim athmatisch/allergischen Formenkreis, jetzt statt 8 mg Triamcinolon nur 5 mg täglich. Der katabole Effekt des Triamcinolon sinkt um 40% unter den des Dexamethason.

Dosis im Vergleich zu den Prednisteroiden nur 50% beträgt. Naturgemäß ergibt sich hieraus ein großer Vorteil bei der Langzeitmedikation dieses Formenkreises, der katabole Effekt des Triamcinolon liegt dann 30–40% unter dem des Dexamethason (6, 13–15). Abb. 3 veranschaulicht die Verhältnisse.

Die Prager Schule (16) empfiehlt, bei Kleinkindern der katabolen Wirkung der Kortikoide mit erhöhter Zufuhr von Eiweiß und Gaben von Anabolika zu begegnen; in der Pubertät würde eine Kompensation über die physiologische Produktionsaufnahme der Gonaden erfolgen. Dieser Vorschlag birgt Probleme und Gefahren in sich und sollte situationsbedingt sehr genau überdacht werden.

Die promyopathische Wirkung, die ebenfalls als Folge von katabolen Eigenschaften bei allen Kortikoiden bekannt ist, wird getrennt in dem nachfolgenden Abschnitt besprochen.

Literatur

(1) Beickert, A.: Die Glukokortikoid-Therapie innerer Erkrankungen. Fischer, Jena 1968.
(2) Bock, H. E.: Internist *3:* 459 (1962).
(3) Grabner, W.: Fortschr. Med. *90:* 665 (1972).
(4) Jenkins, D.: Phil. *14:* 328 (1961).
(5) Tonelli, G., et al.: Proc. Soc. exper. Biol. Med. *119:* 136 (1965).
(6) Fiegel, G.: Arzneimittel-Forsch. *25:* 560 (1975).
(7) Weller, O.: Med. Welt *13:* 2073 (1961).
(8) Gillich, K. H., et al.: Int. J. clin. Pharmacol. *1:* 197 (1968).
(9) Fiegel, G., H. W. Kelling: Die Anwendung von Kortikoiden und anabolen Substanzen. Enke, Stuttgart (1962).
(10) Fiegel, G.: Therapiewoche *14:* 420 (1964).
(11) Fiegel, G.: Intern. Prax. *7:* 525 (1967).
(12) Fiegel, G.: Anästh. Prax. *3:* 159 (1968).
(13) Appel, B., et al.: Antibiot. Med. clin. Ther. *5:* 716 (1958).
(14) Segal, M. S., et al.: Bull. Tufts – New Engl. med. Cent. *4:* 71 (1958).
(15) Stresemann, E.: Lancet *1959/II:* 257.
(16) Lackova, E., et al.: Fortschr. Med. *83:* 857 (1965).

6. Steroid – Myopathie

Die Steroid-Myopathie stellt die Glukokortikoid-Nebenerscheinung dar, die in den letzten Jahren häufiger beschrieben wurde, trotzdem aber unter europäischen Ernährungsbedingungen nur selten in Erscheinung tritt und dann meist auch nur bei langdauernder Überschreitung der Cushing-Schwellendosis.

Die klinischen Symptome sind charakteristisch. Es kommt zu einer schmerzlosen und symmetrisch angelegten Schwäche und späteren Atrophie der Muskulatur im Bereich des Beckens, des Rückens und der Oberschenkel. Bei der Hälfte der Befallenen findet sich – wenn auch nicht so ausgeprägt – eine Beteiligung der Schultermuskulatur. Typisch sind Klagen über Schwächegefühl und Schwierigkeiten beim Treppensteigen und beim Aufstehen. Später wird ein Aufrichten aus liegender Stellung unmöglich, wie auch das Anheben von Beinen und Armen. Schmerzen fehlen, gelegentlich finden sich leicht abgeschwächte Reflexe, jedoch keine neurologischen Ausfälle.

Ein Zusammentreffen mit anderen Nebenerscheinungen, besonders einem Cushing-Syndrom, ist sehr häufig, da – wie eingangs erwähnt – Kranke mit einer Kortikoid-Tagesdosis, die über der Cushing-Schwellendosis liegt, betroffen sind.

Im Elektromyogramm ergeben sich Hinweise auf eine primäre Schädigung der Muskelfasern (1–3), jedoch keine für das Krankheitsbild spezifischen Veränderungen. Auch histologisch findet sich kein charakteristisches Bild; neben Läsionen der Muskelfasern erkennt man degenerative Veränderungen (4–9).

Histochemisch ergibt sich ein Abfall von Kalium, Phosphor, Kreatin und Kreatinin (8, 10, 11).

Hinsichtlich des Entstehungsmechanismus der Steroid-Myopathie besteht weitgehende Unklarheit; vermutlich ist hauptsächlich die antianabole und katabole Eigenschaft der Glukokortikoide verantwortlich zu machen, die sich auf den Eiweiß-Stoffwechsel der Muskulatur entsprechend negativ auswirkt.

Von Bedeutung ist, daß die promyopathische Eigenschaft allen Kortikoiden zukommt, selbst unter Gaben von Cortison kann eine Myopathie auftreten. Bekannt ist, daß den in 9-α-Stellung fluorierten Derivaten – besonders Dexamethason, Triamcinolon und Betamethason – die ausgeprägteste myopathische Wirkung eigen ist. Deshalb muß bei diesen Steroid-Derivaten während einer Langzeittherapie besonders auf die Einhaltung einer Dosis unterhalb der Cushing-Schwellendosis geachtet werden!

Frauen sind häufiger an dieser Nebenerscheinung beteiligt (1, 5), desgleichen Rheumatiker und Bettlägerige, da eine Inaktivität den Muskelschwund begünstigt (10, 11).

Wie die meisten anderen Glukokortikoid-Nebenerscheinungen ist die Steroid-Myopathie reversibel. Nach vollständigem Absetzen der Kortikoide bildet sich eine Myopathie im Laufe von 2 bis 3 Monaten gänzlich zurück. Kann auf eine Kortikoidmedikation nicht verzichtet werden, so empfiehlt sich auf jeden Fall ein Wechsel der Applikationsweise (z. B. Umstellung von 3–4mal täglich auf 1x täglich, oder besser auf alternierend oder am besten auf intermittierend) sowie ein Wechsel auf Prednisteroide. In den Fällen, bei denen eine Fortführung der Therapie mit einem anderen Präparat notwendig ist, wird für die Rückbildung der anfangs eingetretenen Myopathie mit einer Zeitdauer von 1 Jahr gerechnet.

Von Nutzen ist eine aktive Bewegungstherapie, es empfiehlt sich auch eine Verabreichung von Anabolika (12–16), auf eine eiweiß- und kaliumreiche Kost ist zu dringen. Bei der Behandlung des allergischen Formenkreises sei an die auf diesem Gebiete seit langem gesicherte, jedoch oft außer acht gelassene doppelte Aktivität des Triamcinolons erinnert, die eine wesentliche Einsparung der Triamcinolon-Tagesdosis erlaubt, wodurch man bei der Langzeitbehandlung meist unterhalb der Cushing-Schwellendosis von 8 mg bleiben kann (17–30).

Gerade weil der oralen Triamcinolon-Dauermedikation die stärkste myopathische Wirkung zugeordnet wird, ist es besonders wichtig zu wissen, daß eine Myopathie unter intraglutäalen Gaben von Triamcinolon-acetonid-Depot-Injektionen nicht aufzutreten pflegt – auch nicht bei der Langzeitbehandlung, wenn Injektionsintervalle von mindestens

3 Wochen eingehalten werden. Da zwischen der endokrinologischen Wirkung von 2 Wochen und der klinischen Wirkung von 3–4 Wochen ein erhebliches Zeitintervall liegt, in dem sich die endokrine Situation normalisieren kann, wird heute eine Depot-Injektions-Therapie mit 40 mg Triamcinolon-acetonid in 3wöchigen Abständen als eine Art intermittierender Therapie betrachtet. Dies erklärt auch, warum nach einer solchen Dauermedikation überhaupt sehr selten Nebenerscheinungen und keine Myopathien auftreten (31–35).

Unter diesem Abschnitt sollen auch die bei allen Kortikoiden vorkommenden subkutanen **Fettgewebsatrophien** besprochen werden, die bei nicht sachgemäßer intramuskulärer oder intraläsionaler Injektion auftreten können. In Abb. 4 eine typische Fettgewebsatrophie

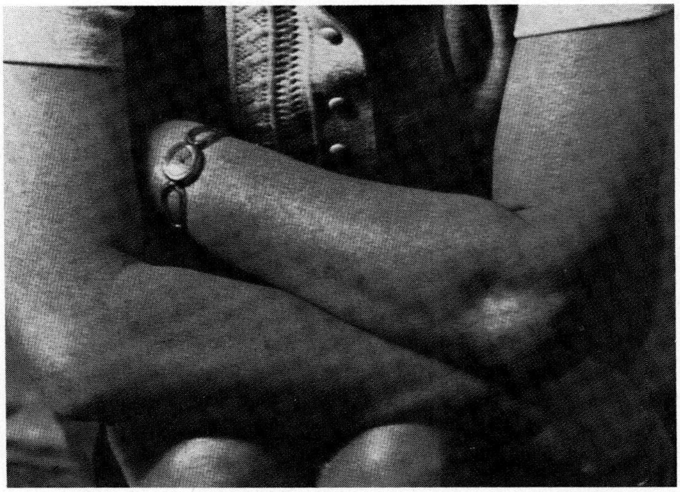

Abb. 4. Fettgewebsatrophie am linken Ellenbogen nach mehrmaliger Infiltration mit Kortikoid-Kristallsuspensionen (Aus (44)).

am linken Ellbogen nach mehrmaliger Applikation von Kortikoid-Kristallsuspensionen, (44). Diese Fettgewebsatrophien werden beim Triamcinolon, Betamethason und Dexamethason am häufigsten gesehen (36–42), doch werden diese Kortikoide eben auch am häufigsten appliziert. Vermeiden lassen sich diese Nebenwirkungen, wenn die Kristallsuspensionen mit langer Nadel tief intraglutäal appliziert werden. Um einen Rücklauf der Suspension in den Stichkanal zu vermeiden, muß unmittelbar nach erfolgter Injektion mit einem sterilen Tupfer 1 bis 2 Minuten auf die Stichstelle gedrückt werden. Grundsätzlich sollte nur intraglutäal gespritzt werden; Kinder vor der Pubertät sollen wegen der besonderen Empfindlichkeit des jugendlichen Gewebes nur bei vitaler Indikation parenteral mit Kortikoiden behandelt werden.

Ist eine Fettgewebsatrophie aufgetreten, so läßt sie sich therapeutisch nicht beseitigen; sie bildet sich im Verlauf von 1 bis 3 Jahren von selbst zurück.

Histologische und ultrastrukturelle Veränderungen am Applikationsort (i. m.) beschreiben MÖLLMANN et al. (43, 44) im Tierexperiment bei den verschiedenen Kristallsuspensionen.

Bei der subkutanen **intraläsionalen Infiltrationstherapie,** bei der meist fächerförmig injiziert werden soll, muß die Suspension unbedingt verdünnt werden. Je größer der zu infiltrierende Bezirk ist, um so stärker ist zu verdünnen. Bei kleineren Herden verdünnt man 1 cm^3 Suspension mit 4–5 cm^3 Lokalanästhetikum ohne ein Vasokonstringens.

Muß die Dosis erhöht werden, so nehme man 8 bis 15 cm^3 Verdünnungslösung. Die Injektion muß flach an der Grenze Cutis/Subcutis erfolgen, also zwischen Corium und Subcutis, die Applikation muß sehr langsam und ohne größeren Druck vorgenommen werden. Über allen Akren muß man grundsätzlich besonders vorsichtig infiltrieren und Verdünnungen von 1 : 15 vornehmen.

Besonders empfindlich reagieren Kinder bis zu 12 Jahren; in diesem Alter sollten intraläsionale Infiltrationen nur im äußersten Falle vorgenommen werden (36, 37, 38).

Literatur

(1) Schäfer, E. L., R. Buchholz: Nebenwirkungen und Gefahren der Hormontherapie. Thieme, Stuttgart 1974.
(2) Kaiser, H.: Selecta *14:* 3073 (1972).
(3) Coomes, E.: Neurology *15:* 523 (1965).
(4) Williams, R.: Lancet *1959/I:* 698.
(5) Bayers, R., et al.: Brit. Med. J. *1962/II:* 110.
(6) Perkoff, G., et al.: Am. J. Med. *26:* 891 (1959).
(7) Perkoff, G.: Münch. med. Wschr. *114:* 269 (1972).
(8) Golding, D., et al.: Ann. phys. Med. *6:* 171 (1961).
(9) Golding, D., et al.: Brit. med. J. *1960/II:* 1129
(10) Beikert, A.: Die Glukokortikoid-Therapie innerer Erkrankungen. Fischer, Jena 1968.
(11) West, H. F.: Lancet *1958/II:* 877.
(12) Fiegel, G., et al.: Die Anwendung von Kortikoiden und anabolen Substanzen in Klinik und Praxis. Enke, Stuttgart 1962.
(13) Fiegel, G., et al.: Tägl. Prax. *8:* 499 (1967).
(14) Fiegel, G., et al.: Intern. Prax. *7:* 525 (1967).
(15) Fiegel, G., et al.: Anästh. Prax. *3:* 159 (1968).
(16) Fiegel, G., et al.: Practica anestesiol. *5:* 113 (1968).
(17) Appel, B., et al.: Antibiot. Med. clin. Ther. *5:* 716 (1958).
(18) Criep, L. H.: J. Allergy *30:* 50 (1959).
(19) Feinberg, S. M., et al.: J. Amer. med. Ass. *167:* 58 (1958).
(20) Friedlaender, S., et al.: Antibiot. Med. clin. Ther. *5:* 315 (1958).
(21) Gentschy, E.: Ärztl. Forsch. *15:* 215 (1961).
(22) Glaser, J.: Ann. Allergy *18:* 510 (1960).
(23) Grabner, W.: Fortschr. Med. *90:* 665 (1972).
(24) Grater, W. C.: Ann. Allergy *21:* 254 (1963).
(25) Herxheimer, H.: Arzneimittelbrief *3:* 44 (1969).
(26) Isbruch, E. J.: Wiss. Arbeitstag. Prakt. Ärzte, Bochum 1967.
(27) Jacobi, J., et al.: Therapiewoche *21:* 1475 (1971).
(28) Lederle Laboratories: Aristocort–Triamcinolon. Pearl River, New York 1969.
(29) Neuman, M.: Méd. et Hyg. *43:* 155 (1969).
(30) Fiegel, G.: Arzneimittel-Forsch. *25:* 560 (1975).
(31) Lange, R.: Med. Welt *22:* 1930 (1971).
(32) D'Agatha, R.: Rass. Neurol. veg. *23:* 1 (1969).
(33) Rausch-Stroomann, J. G., et al.: Arzneimittelforsch. *21:* 836 (1971).
(34) Feischl, R.: Med. Welt *22:* 1930 (1971).

(35) GÜNTHNER, W., et al.: Fortschr. Med. *88:* 827 (1970).
(36) NASEMANN, TH.: Hautarzt *21:* 46 (1970).
(37) RINDERMANN, J.: Therapiewoche *25:* 1925 (1975).
(38) NASEMANN, Th.: Hippokrates *30:* 906 (1968).
(39) NEUNDÖRFER, B.: Med. Welt *24:* 1973 (1973).
(40) LANGOHR, H. D., et al.: Therapiewoche *24:* 2711 (1974).
(41) CAVALCA, G. G.: Wien. klin. Wschr. *79:* 308 (1967).
(42) VOSS, R.: Dtsch. med. Wschr. *95:* 2537 (1970).
(43) MÖLLMANN, H., et al.: Therapiewoche *25:* 4575 (1975).
(44) MÖLLMANN, H., et al.: Therapiewoche *25:* 4953 (1975).

7. Kortikoidschäden am Magen-Darm-Kanal

Gastro-enterale Beschwerden zählen zu den häufigsten Nebenerscheinungen einer Kortikoid-Langzeittherapie; sie äußern sich vorwiegend in Völlegefühl, Magendruck und Übersäuerung, also Beschwerden im Sinne einer **Gastritis.** Diese Beschwerden lassen sich durch Antazida in der Mehrzahl der Fälle bessern oder auch beseitigen.

Eine ernste Komplikation stellt das **Steroid-Ulkus** dar. Bei seiner Entstehung spielen neben konstitutionellen Momenten die Therapiedauer, die Kortikoiddosis, die Applikationsart und das verwendete Cortisolderivat eine wesentliche Rolle. Naturgemäß treten bei zu Gastritis neigenden Kranken häufiger Ulzera auf. Bei der primär chronischen Polyarthritis finden sich schon ohne Kortikoidbehandlung Ulkuskomplikationen häufiger (1–4).

Eine Literaturübersicht von RAUSCH-STROOMANN (5) ergab bei 5285 mit Kortikoiden behandelten Fällen 448 Steroid-Ulzera; die Zahl der Magengeschwüre war dabei doppelt so häufig wie die der Zwölffingerdarmulzera – eine deutliche Diskrepanz zum idiopathischen Ulkus, das fünfmal häufiger im Duodenum auftritt. Von 41 Perforationen verliefen bei den Steroid-Ulzera 15 letal! Auch andere Autoren beschreiben das häufigere Vorkommen von Magengeschwüren unter oralen Kortikoiden, wobei die pylorusnahe Gegend und die große Kurvatur bevorzugt sind. Für das Steroid-Ulkus sind nach neueren Untersuchungen drei Hauptfaktoren verantwortlich. Dies sind eine gesteigerte Sekretion eines stärker saueren Magensaftes (6–10), eine verminderte Zellregeneration der Magenschleimhaut (7, 10–14) und eine herabgesetzte Schleimproduktion des Magens mit einer gleichzeitigen Veränderung in der Zusammensetzung der Mukoproteide. Durch die verminderte Schleimproduktion entstehen in der Schleimbarriere der Magenwand Defekte; an diesen Stellen kann es zu Andauungsprozessen kommen (7, 15–18).

Die Tendenz zu Penetration, Perforation und Blutung des Steroid-Ulkus ist bekannt und gefürchtet, zumal das unter Kortikoiden entstehende Magenulkus sich symptomarm bzw. sogar symptomlos entwickelt. Selbst eine Perforation verläuft zunächst symptomarm. Durch die Kortikoide wird die entzündliche Reaktion gehemmt und der Schwellenwert für die Schmerzempfindung heraufgesetzt (1, 3, 4).

Die Hemmung der Reparation führt beim Steroid-Ulkus zu gewissen Atypien, wie Fehlen eines Ulkuswalles; die Geschwüre ähneln ausgestanzten Defekten. Abb. 4 von JANSEN (7) demonstriert ein Ulcus perforativum duodeni. Die Lokalisation mit Bevorzugung des Magenausganges und der großen Kurvatur ist – wie erwähnt – atypisch.

Zu den Vorsichtsmaßnahmen vor jeder Kortikoidbehandlung gehört eine anamnestische Fahndung nach früheren Ulzerationen im Magen-Darm-Bereich und Erkundigung nach eventueller Neigung zu Gastritis. Bei einer Magenanamnese sind während einer Lang-

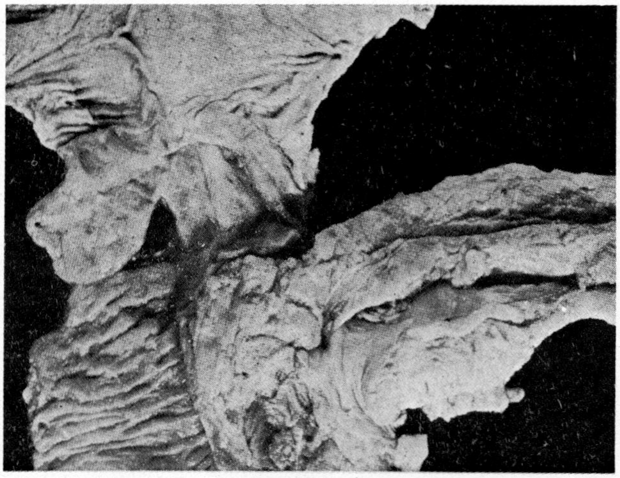

Abb. 5. Ulcus duodeni perforativum nach Decortin-Behandlung. ♂ 44 Jahre. [Aus (7).]

zeitmedikation Röntgenkontrollen in regelmäßigen Abständen erforderlich. Eine gleichzeitige Verabreichung von Antazida kann dyspeptische Beschwerden beseitigen, bis zu einem gewissen Grade scheinen diese Magenmittel einen Ulkusschutz darzustellen. Eine Beeinträchtigung der Kortikoidabsorption durch Antazida findet nicht statt (19). Eine gleichzeitige Verabfolgung von Antikoagulantien bei einem „Magenempfindlichen" während einer Kortikoid-Langzeitmedikation ist naturgemäß mit einem besonderen Risiko verbunden. Die Ulkushäufigkeit ist bei Anwendung von Triamcinolon, 6-Methylprednison, 16-Methylenprednisolon und Fluocortolon am geringsten; die häufigsten Nebenerscheinungen im Magen-Darm-Bereich finden sich unter Dexamethason (4, 10, 20–29). Tritt bei vitaler Indikation unter der Therapie ein Steroid-Ulkus auf, so darf die Kortikoidmedikation nicht abgebrochen werden. Der Kranke wird einer entsprechenden Ulkusbehandlung und einer sorgfältigen Beobachtung unterzogen; die Behandlung sollte stationär mit parenteralen Gaben unter Berücksichtigung des zirkadianen Rhythmus fortgeführt werden.

SCHOTTEN (27) und KRIEGER (30) setzten bei Magenkomplikation auf eine parenterale Triamcinolon-acetonid-Dauermedikation um und beobachteten dann Nebenerscheinungen dieser Art nicht mehr.

Die bessere Magenverträglichkeit bei den parenteralen Kortikoidformen wird von zahlreichen Autoren bestätigt.

Dies ist plausibel, da per os zugeführte Kortikoide nicht nur systemisch wirken, sondern zusätzlich *lokal unmittelbar mit der Magenschleimhaut* in hoher Konzentration in Berührung kommen. Über ähnliche positive Erfahrungen, nämlich ein Verschwinden von Magenbeschwerden, teilweise auch eine Abheilung von Ulzera nach Umstellung von der peroralen auf die parenterale Kortikoidtherapie, wird vielfach in der Literatur berichtet (31–41). Bei dieser Gelegenheit sei daran erinnert, daß Kortikoid-Kombinationspräparate besonders stark die Entstehung eines Steroid-Ulkus fördern, da Phenylbutazon, Salizylate und auch andere Antirheumatika bereits allein verabreicht ulkusfördernd wirken!

Deshalb sollte man bei Kombinationen das *Kortikoid parenteral* in Depotform als Basisbehandlung verabreichen und das steroidfreie Antirheumatikum per os in variabler Dosis verordnen.

Ein **Dünndarmgeschwür** im Jejunum oder Ileum tritt nach peroraler Kortikoidtherapie nur selten und meist solitär auf; fast stets findet es sich an der dem Mesenterialansatz gegenüberliegenden Darmwand. Die Diagnose wird meist erst nach Auftreten von Komplikationen gestellt (Subileus, Ileus, Darmstenose, Blutung, Perforation) (1, 7, 42).

Einerseits läßt sich eine **Colitis ulcerosa** mittels Kortikoiden schlagartig bessern (systemische Behandlung oder Einläufe), andererseits sind Fälle bekannt, die während einer Kortikoid-Langzeittherapie Komplikationen im Sinne einer Kolitis bekommen (7, 43, 44).

Ursächlich können eine Dysbakterie, eine Enteritis oder eine Cholezystitis den Boden für eine ulzeröse Kolitis bereiten, die dann durch eine Kortikoidmedikation ausgelöst wird.

Jansen (7) beschreibt eine ulzeröse Kolitis mit Abweidung der Schleimhaut bei einem 64jährigen Mann, der mit Prednisolon behandelt wurde (Abb. 6).

Ganz besonders muß auf die Gefahr einer Darmperforation bei der Behandlung der Colitis ulcerosa mit Kortikoiden hingewiesen werden. Nach sehr positiver Beurteilung der

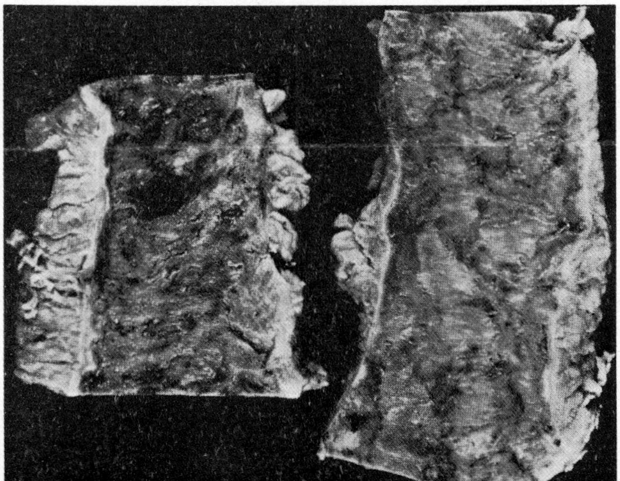

Abb. 6. Subakute ulzeröse Kolitis mit Abweidung der Schleimhaut; vorangegangene Prednisolon-Therapie; ♂, 64 Jahre. [Aus (7).]

Erfolge in den ersten Jahren mit Kortikoiden steht man heute dieser Therapie skeptischer gegenüber (45, 46).

Leichtere und frische Fälle stellen eine relativ günstige Indikation für die Steroidmedikation dar. Man sollte sich zur Regel machen, bei Kolitis-Kranken, die nach den ersten 6 Behandlungswochen auf eine Kortikoidmedikation keine Besserung zeigen, die Therapie zu beenden, und zwar ausschleichend. Die Gefahr der Darmperforation ist groß, da auch hier das Geschehen zunächst symptomlos verläuft und sich erst eine Zeitlang nach stattgefundener Perforation ein dramatisches Krankheitsbild einstellt, das nicht selten letal endet.

Literatur

(1) Schubert, R.: Therapiewoche *18*, 2337 (1968).
(2) Freiberger, R., et al.: Radiology *71:* 542 (1958).
(3) Schäfer, E. L., R. Buchholz: Nebenwirkungen und Gefahren der Hormontherapie. Thieme, Stuttgart 1974.
(4) Beickert, A.: Die Glukokortikoid-Therapie innerer Erkrankungen. Fischer, Jena 1968.
(5) Rausch-Stroomann, J. G.: Dtsch. Z. Verdau. u. Stoffwechselkr. *25:* 281 (1965).
(6) Lorenz, W. et al.: Dtsch. med. Wschr. *95:* 1848 (1970).
(7) Jansen, H. H.: Therapiewoche *17:* 1907 (1967).
(8) Brodie, D. H., et al: Gastroenterology *38:* 353 (1960).
(9) Mertz, D. P., et al.: Münch. med. Wschr. *117:* 575 (1975).
(10) Fiegel, G.: Arzneimittel-Forsch. *25:* 560 (1975).
(11) Gerard, A.: C. R. Soc. Biol. (Paris) *159:* 1473 (1965).
(12) Kim, Y. S., et al.: Nature (Lond.) *215:* 1180 (967).
(13) Kirksey, C. Th., et al.: Amer. J. Surg. *116:* 627 (1968).
(14) Mitchell, R. G., et al.: J. clin. Endocr. *14:* 707 (1959).
(15) Desbaillets, L., et al.: Amer. J. dig. Dis. *12:* 582 (1967).
(16) Gottschalk, A.: Bull. Soc. Chim. biol. (Paris) *42:* 1387 (1960).
(17) Menguy, R., et al: Surgery *54:* 19 (1963).
(18) Medau, H. J.: Med. Welt *24:* 1427 und 1589 (1973).
(19) Galeazzi, R. L., et al.: Schweiz. med. Wschr. *103:* 1021 (1973).
(20) Grabner, W.: Fortschr. Med. *90:* 665 (1972).
(21) Kuppermann, H. S., et al.: Metabolism *7:* 463 (1958).
(22) Neumann, M.: Méd. et. Hyg. *43:* 155 (1969).
(23) Plainos, T. C., et al.: Gastroenterology *43:* 448 (1962).
(24) Mathies, H.: Aktuelle Steroidprobleme, Steinkopff, Darmstadt 1973.
(25) Seifert, E.: Med. Mitteilungen *32:* 2 (1971).
(26) Grabner, W.: Fortschr. Med. *91:* 517 (1973).
(27) Schotten, P.: Ther. Gegenw. *109:* 1475 (1970).
(28) Fiegel, G., et al.: Internist. Prax. *7:* 525 (1967).
(29) Fiegel, G., et al.: Anästh. Prax. *3:* 159 (1958).
(30) Krieger, E.: Münch. med. Wschr. *110:* 2869 (1968).
(31) Ewert, E. G.: Therapiewoche *23:* 3148 (1973).
(32) Grater, W. C., et al.: Ann. Allergy *27:* 321 (1969).
(33) Hartfall, S. J., et al.: Acta rheum. scand. *3:* 258 (1962).
(34) Kaiser, H.: Med. Klinik *64:* 721 (1969).
(35) Nose, T., et al.: A Clinical Experience with Long-Acting Steroids on Liver Diseases (Manuskript).
(36) Ondrasik, M., et al.: Fysiat. Věstn. *49:* 156 (1971).
(37) Paskova, Z., et al.: Report on the Treatment of Asthmatic Patients with Kenalog IM (Squibb) (im Druck).

(38) SCHWARTZ, S.: Curr. Ther. Res. *5:* 431 (1963).
(39) VARGAZON, B., et al.: Zdrav. Věstn. *39:* 175 (1970).
(40) ZUCKNER, J., et al.: Ann. rheum. Dis. *20:* 274 (1961).
(41) BENOS, S., et al.: L'action thérapeutique de Le'acetonide de Triamcinolone dans l'asthme (Manuskript, Athen 1971).
(42) LENNERT, K. A., et al.: Münch. med. Wschr. *109:* 2058 (1967).
(43) PESSEL, J. F., et al.: Amer. J. digest. Dis. *20:* 318 (1953).
(44) COHN, A., et al.: Gastroenterol *38:* 93 (1960).
(45) FIEGEL, G., H. W. KELLING: Die Anwendung von Kortikoiden und anabolen Substanzen. Enke, Stuttgart 1962.
(46) BOLLER, R.: Wien. med. Wschr. *108:* 1086 (1968).

8. Einwirkungen auf Leber und Pankreas

Abgesehen von Komplikationen der Kortikoid-Therapie bei einzelnen Lebererkrankungen können auch bei **Lebergesunden** während einer Kortikoid-Langzeitmedikation Schädigungen des Lebergewebes auftreten; dabei scheinen Kinder besonders empfindlich zu reagieren (1). Die Nebenerscheinungsquoten werden bei Kindern mit rund 30% angegeben (1, 2), wobei Hepatomegalien und Fettlebern dominieren. Bei Kindern, die über Jahre mit Kortikoiden behandelt wurden, beobachtete man auch Fettzirrhosen (3–5).

Beim Erwachsenen entstehen während einer Langzeitmedikation in der Hauptsache Leberverfettungen, gelegentlich wurden auch schwere Komplikationen im Sinne von Lebernekrosen beschrieben (3–6).

Von EVANS (7) stammen aus dem Jahre 1953 die ersten Erfahrungen über eine Kortikoidbehandlung der **Virushepatitis**; in den späteren Jahren wurden auch die chronische Hepatitis und die Leberzirrhose so behandelt.

Die Behandlungsergebnisse sind durch häufige Komplikationen stark beeinträchtigt, Rezidive kommen bei 20–30% der Fälle vor, bei der chronisch-aggressiven Hepatitis sogar bei 50% (8–10). Daher ist die Indikation für eine Kortikoidtherapie jeder Lebererkrankung stets sehr sorgfältig zu stellen.

Wie bereits im Abschnitt Magen-Darm berichtet, treten beim Leberkranken gehäuft Steroid-Ulzera auf, Magenblutungen und Perforationen beobachtet man dreimal häufiger als bei anderen Erkrankungen.

Bei etwa einem Drittel der Behandelten entwickelt sich außerdem ein Steroid-Diabetes, der eine unangenehme Komplikation darstellen kann (3, 6, 11–14).

Schließlich muß man bei Erniedrigung der Tagesdosis oder nach rascherem Absetzen der Kortikoidmedikation mit einem Rezidiv oder sogar mit einer Kortikoid-Entzugsexazerbation rechnen. LINDNER (15–19) hat 1959 erstmals auf diese Nebenerscheinung hingewiesen, später wurde diese Gefahr in zahlreichen Arbeiten bestätigt (3, 6, 10, 14, 20–27). Wir besitzen bis heute keine Möglichkeit, Rezidive mit Sicherheit zu verhüten.

LINDNER (28) unterteilt das Entzugssyndrom nach folgendem Schema:

Tab. 5. Unterteilung des Kortikosteroid-Entzugssyndroms bei der Hepatitis nach LINDNER.

1. Rebound-Phänomen

a) Labor-Rebound. Kurzfristiger, vorübergehender Anstieg der Transaminasen, der Serumlabilitätsproben, der Blutsenkung und der γ-Globuline

b) Klinischer Rebound. Zusätzliche geringe klinische Symptome

2. Rezidiv

a) Wiederauftreten der alten Symptome

b) Wiederauftreten der alten Symptome in verstärktem Ausmaß

3. Exazerbationssyndrom

Auslösung eines hepatitischen Schubes

4. Nebennierenrindeninsuffizienz

Die Ursache der negativen Wirkung der Kortikoide auf die erkrankte Leber ist noch nicht im einzelnen geklärt. Bekannt ist, daß die Leber durch Koppelung der Cortisonmetaboliten an Glucuronsäure stark belastet wird (28). Bei Leberkranken wird unter Kortikoiden die Aminoazidurie auf das fünffache gesteigert, damit kommt es zu einer erheblichen Zunahme der katabolen Stoffwechsellage (29).

LEEVY (30) beschreibt eine deutliche Rückbildung der Desoxyribonucleinsäure-Synthese in den Mesenchym- und Leberzellen. Nicht zuletzt steht das Cortison-Entzugssyndrom mit Sicherheit auch mit der allgemeinen Abwehrschwäche infolge einer NNR-Insuffizienz in Verbindung.

Die Rezidivgefahr betrifft sowohl die akuten wie auch alle chronischen Lebererkrankungen. Abb. 6 aus einer Arbeit von LINDNER (28) demonstriert das Auftreten akuter hepatitischer Schübe bei einem Kranken mit Leberzirrhose nach Absetzen von Methylprednisolon.

Nach BRINKMANN und Mitarb. (31) kann anscheinend durch eine überlappende Thioctsäurebehandlung bei der chronischen Hepatitis ein Rezidiv verhindert werden; bei der Leberzirrhose bleibt diese Therapie wirkungslos.

Die früher empfohlene Kortikoidtherapie Leberkranker in Form von kurzdauernden Stößen, wie sie ursprünglich von WILDHIRT (32, 33) eingeführt wurde, wird heute abgelehnt, da die Rezidivgefahr größer ist als bei einer längerdauernden Medikation. Die Anfangsdosis soll um 50 mg Prednison-Äquivalent pro Tag liegen; die individuell unterschiedliche Erhaltungsdosis liegt zwischen 10 und 15 mg pro die. Außerordentlich wichtig ist das sehr langsame Reduzieren der Tagesdosis, es empfiehlt sich ein schrittweiser Abbau alle 4 bis 6 Tage um jeweils 1 bis 2 mg Prednison oder wirkungsäquivalenter Dosen anderer Kortikoide. Durch terminale ACTH-Gaben kann ein Rezidiv nicht verhindert werden; ein Entzugssyndrom kann auch nach Absetzen einer ACTH-Dauermedikation auftreten (18).

Je nach Schwere des Rezidivs muß eine erneute Kortikoidmedikation in ursprünglicher Dosierung, eventuell sogar anfangs höher vorgenommen werden. Danach erfolgt ein erneuter Versuch mit noch vorsichtigerem und langsamerem Ausschleichen des Kortikoids.

Obwohl in Anbetracht der häufigen und schweren Komplikationen die Indikationen für eine Kortikoid-Therapie gerade bei Leberkranken sehr kritisch abgewogen werden müssen, ist der Einsatz von Kortikoiden, hauptsächlich bei älteren Kranken in schlechtem Allge-

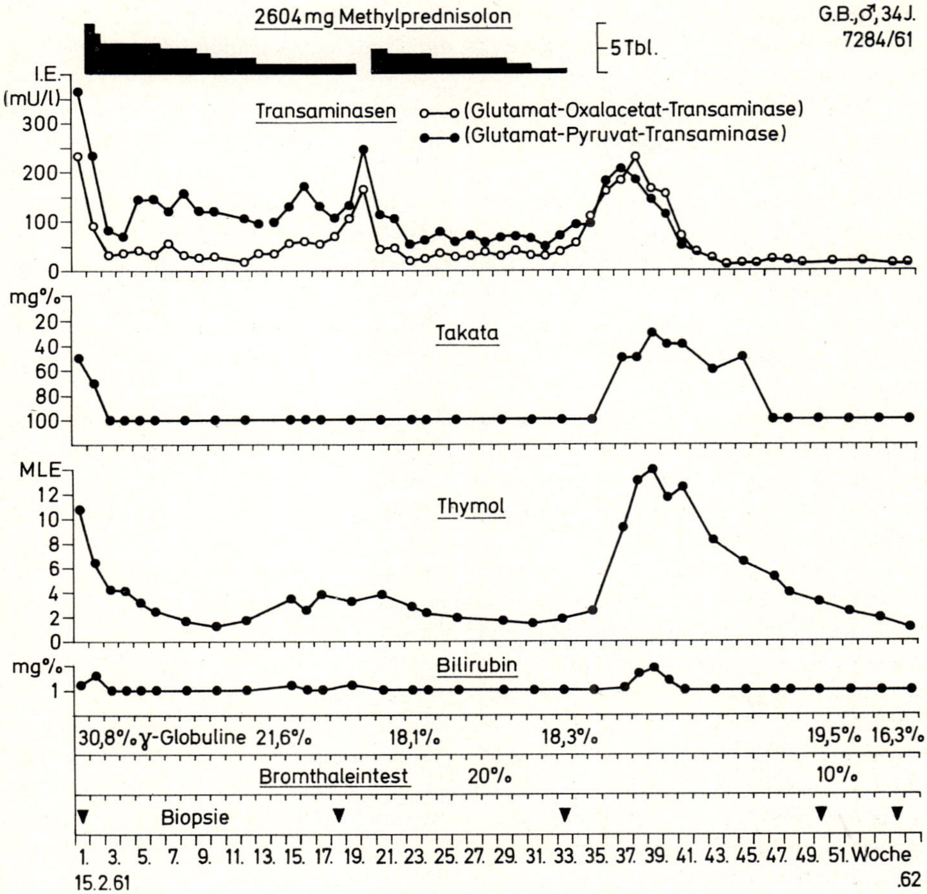

Abb. 7. Akute hepatitische Schübe bei Leberzirrhose nach Absetzen der Mathylprednisolonbehandlung.

meinzustand, bei langdauernden und unbeeinflußbaren Krankheitsverläufen, bei zunehmender Verschlechterung des Leberleidens und schließlich beim Leberkoma indiziert.

Innerhalb der **chronischen Lebererkrankungen** bedarf die chronisch persistierende Hepatitis angesichts der guten Prognose der Erkrankung keiner Kortikoidtherapie (8). Eine Behandlung der chronisch aggressiven Hepatitis mit Kortikoiden ist zu fordern, da eine Verlängerung der Überlebenszeit durch Steroide statistisch gesichert ist (8, 34, 35). Bei den **Leberzirrhosen** scheint nur die postnekrotische, nicht-alkoholische Leberzirrhose günstig auf eine Kortikoidtherapie zu reagieren, und dies besonders bei Frauen (8, 35).

Als **Kontraindikationen** für eine Kortikoidmedikation gelten die atrophische und die dekompensierte Leberzirrhose, obwohl sich bei vorhandenem Aszites der diuretische Effekt des Triamcinolons vereinzelt günstig ausnutzen läßt (36). Weitere Kontraindikationen sind die Fettleber und das Vorhandensein von Ösophagusvarizen; die Fettleber zeigt eine Befundverschlimmerung, bei Ösophagusvarizen ist die Gefahr der Andauung mit anschließender Blutung groß (6, 37–46).

Gewarnt sei bei Leberkranken vor zusätzlichen Gaben von Kontrazeptiva, Methyltestosteron und Anabolika, die eine C-17-alkylierte Verbindung aufweisen (3, 41–46). Diese Substanzen führen primär zu Leberschädigungen im Sinne einer cholestatischen Hepatose.

Abschließend ein Hinweis auf die zu bevorzugenden Cortisolderivate. Hierbei sollen die Substanzen mit der geringsten katabolen und antianabolen Wirkung – die Predniderivate – bevorzugt werden. Bei vorhandenem Aszites empfiehlt sich wegen der diuretischen Wirkung das Einsetzen von Triamcinolon, unter dem es zu einer restlosen Ausschwemmung kommen kann. Dagegen sind Dexamethason und Betamethason wegen ihrer geringeren diuretischen Wirkung bei sehr starken katabolen Effekten für die Dauermedikation nicht geeignet.

Im Verlauf der letzten 10 Jahre mehren sich Mitteilungen über anscheinend ursächliche Zusammenhänge zwischen einer Kortikoid-Langzeitmedikation und dem Auftreten einer **Pankreatitis**. Man spricht sogar von einer „Steroid-Pankreatitis".

Diese Nebenerscheinung dürfte häufiger auftreten als angenommen. Sie wird meist übersehen, weil die Symptome nur gering sind und keine typische Charakteristik aufweisen; zum Teil wurde die Pankreatitis erst nach der Obduktion entdeckt (3, 6, 47–50). Bei Kindern scheint die Pankreatitis häufiger vorzukommen, OPPENHEIMER (51) beobachtete sie bei 16% der Fälle während einer Langzeitmedikation. Der gleiche Autor beschreibt ein bevorzugtes Auftreten einer Pankreatitis bei nierenkranken Kindern, speziell bei Nephrosen; bei dieser Gruppe trat die Nebenerscheinung sogar bei 40% der Kranken auf.

Die Pankreatitis verläuft in Form einer Nekrose mit Beteiligung des Parenchyms und Fettgewebes (49, 50). Während der Kortikoidmedikation kommt es zu einer Verminderung der Sekretmenge, die Amylasekonzentration nimmt ab; bei langer Therapiedauer wird ein stark visköser Bauchspeichel gebildet (52, 53). Vermutlich tritt hierdurch ein Sekretstau auf, der nekrotische Veränderungen auslöst.

Bei Bauchschmerzen während einer Kortikoid-Langzeitmedikation denke man nicht nur an ein Steroid-Ulkus, sondern berücksichtige auch die Möglichkeit einer Pankreasnekrose!

Literatur

(1) BALDWIN, J. S., et al.: Ann. Rheum. Dis. *11:* 310 (1952).
(2) STEINBERG, A., et al.: Gastroenterology *21:* 304 (1952).
(3) SCHÄFER, E. L., R. BUCHHOLZ: Nebenwirkungen und Gefahren der Hormontherapie. Thieme, Stuttgart 1974.
(4) THALER, H.: Virchows Arch. path. Anat. *335:* 180 (1962).
(5) THALER, H.: Dtsch. med. Wschr. *87:* 1049 (1962).
(6) BEICKERT, A.: Die Glukokortikoid Therapie innerer Erkrankungen. Fischer, Jena 1968.
(7) EVANS, A. S., et al.: Ann. intern. Med. *38:* 1115 (1953).
(8) MAIER, K. P., et al.: Dtsch. med. Wschr. *100:* 560 (1975).
(9) MACKEY, I. R.: Ann. intern. Med. *77:* 649 (1972).
(10) MACKEY, I. R., et al.: Gastroenterology *45:* 4 (1963).
(11) FIEGEL, G., et al.: Tägl. Prax. *8:* 499 (1967).

(12) FIEGEL, G., et al.: Internist. Prax. *7:* 525 (1967).
(13) FIEGEL, G., et al.: Anästh. Prax. *3:* 159 (1968).
(14) KAISER, H.: Cortisonderivate in Klinik und Praxis. Thieme, Stuttgart 1973.
(15) LINDNER, H.: Münch. med. Wschr. *101:* 1782 (1959).
(16) LINDNER, H.: Dtsch. med. J. *12:* 33(1961).
(17) LINDNER, H.: Gastroenterologia *97:* 103 (1962).
(18) LINDNER, H.: Med. Welt *14:* 1203 (1963).
(19) LINDNER, H.: Dtsch. med. Wschr. *89:* 833 (1964).
(20) MÖLLER, E., et al.: Dtsch. med. Wschr. *94:* 1371 (1969).
(21) GROS, H.: Med. Klin. *58:* 726 (1963).
(22) RISSEL, E., et al.: Wien. klin. Wschr. *74:* 297 (1962).
(23) WEWALKA, F.: Proc. Int. Congress Gastroent. Amsterdam-London-New York, 1961.
(24) WILDHIRT, E.: Ärztl. Mitt. *59:* 314 (1962).
(25) KERN, F., et al.: Amer. J. Med. *35:* 310 (1963).
(26) KNICK, B., et al.: Tgg. Dtsch. Ges. Inn. Medizin, 1964.
(27) AMMAN, R., et al.: Schweiz. med. Wschr. *94:* 498 (1964).
(28) LINDNER, H.: Dtsch. med. Wschr. *89:* 1622 (1964).
(29) MÜTING, D.: Dtsch. med. Wschr. *88:* 130 (1963).
(30) LEEVY, C. M.: Ann. N. Y. Acad. Sci. 104: 939 (1963).
(31) BRINKMANN, W., et al.: Ther. Gegenw. *110:* 1774 (1971).
(32) WILDHIRT, E.: Therapiewoche *8:* 57 (1957).
(33) WILDHIRT, E.: Tägl. Prax. *1:* 43 (1960).
(34) MISTILIS, S. P., et al.: Progress in Liver Dis., Vol. IV, S. 419. Grune & Stratton, New York 1972.
(35) PUSCH, H. J., et al.: Med. Klin. *70:* 674 (1975).
(36) Lederle Laboratories: Aristocort – Triamcinolone, Pearl River, New York 1969.
(37) FIEGEL, G., H. W. KELLING: Die Anwendung von Kortikoiden und anabolen Substanzen. Enke, Stuttgart 1962.
(38) MARKOFF, N.: Schweiz. med. Wschr. *48:* 1199 (1958).
(39) DEMLING, L.: Med. Klin. *41:* 1871 (1959).
(40) KÜHN, H.: Dtsch. med. Wschr. *91:* 466 (1966).
(41) EWERT, E. G.: Med. Welt *23:* 652 (1972).
(42) MARTINI, A. G., et al.: Dtsch. med. Wschr. *87:* 2381 (1962).
(43) WILDHIRT, E.: Wirkung und Anwendung anaboler Steroide. Medicus-Verlag, Berlin 1964.
(44) BREUER, H., et al.: Dtsch. med. Wschr. *87:* 1349 (1962).
(45) KRÜSKEMPER, H. L.: Anabole Steroide. Thieme, Stuttgart 1965.
(46) KRÜSKEMPER, H. L.: Acta endocr. (Kbh.) *54:* 73 (1967).
(47) BAAR, H., et al.: Lancet *1957/I:* 812.
(48) MEDAU, H. J.: Med. Welt *24:* 1427 und 1589 (1973).
(49) LINDNER, H.: Dtsch. med. Wschr. *89:* 833 (1964).
(50) LINDNER, H.: Therap. Umschau *21:* 322 (1964).
(51) OPPENHEIMER, E. H., et al.: Bull. Johns Hopk. Hosp. *107:* 297 (1969).
(52) RIFKIND, B.: Lancet *1959/II:* 826.
(53) GÜLZOW, M.: Dtsch. Z. Verdau. u. Stoffwechselkr. *20:* 168 (1960).

9. Die diabetogene Wirkung der Kortikoide

Die Glukokortikoide gehören derjenigen Hormongruppe der Nebennierenrinde an, die physiologischerweise den Zuckerspiegel erhöhen. Auf welche Art und Weise das Cortisol – wie auch alle Cortisolderivate – auf den Kohlenhydratstoffwechsel einwirken, konnte nach wie vor nicht gänzlich geklärt werden. Bekannt ist die stimulierende Wirkung auf den

Protein-Katabolismus und die hepatische Glukoneogenese (1–4); gleichzeitig erfolgt ein Anstieg des Blutzuckers. Anscheinend erschwert Cortisol auch den Glukose-Transport durch die Zellmembran.

Eine durch Kortikoide hervorgerufene diabetische Stoffwechsellage wird als Steroid-Diabetes bezeichnet, der Ausdruck wurde von INGLE (5) bereits 1941 beim Cushing-Syndrom geprägt. Während einer Kortikoid-Langzeitmedikation kommt es nur dann zur Entwicklung eines Steroid-Diabetes, wenn eine genetische Disposition für einen Diabetes mellitus besteht. Das Auftreten einer Störung des Kohlenhydrat-Stoffwechsels hängt davon ab, ob der Behandelte noch ausreichende Insulinreserven besitzt, um die unter Kortikoideinwirkung erhöhten Zuckerwerte – die im übrigen bei jedem Pankreasgesunden um 10–20% anzusteigen pflegen – ausgleichen zu können (4, 6–9).

Die Häufigkeit des Steroid-Diabetes ist von der Höhe der Tagesdosis, der Therapiedauer und dem verabreichten Kortikoid abhängig.

Unter Prednison kommt es nach SCHUBERT und SCHULTE (10) bei täglichen Gaben von 20 mg nur in 3,4% der Fälle, bei Tagesdosen zwischen 50 und 100 mg dagegen in 27,8% zu diabetischen Komplikationen. Dabei spielt die Behandlungsdauer eine geringere Rolle als die Höhe der Tagesdosis. Lebererkrankungen, insbesondere chronische Hepatitis und Leberzirrhose, begünstigen das Auftreten eines Steroid-Diabetes (11–20). BOCK (21) konnte dementsprechend bei 54% seiner Steroid-Diabetiker das Vorliegen einer chronischen Leberschädigung nachweisen. Bei Kindern beobachtet man relativ selten das Entstehen eines Steroid-Diabetes (22).

Der Steroid-Diabetes wird charakterisiert durch relative Insulinresistenz, eine rasche Rückbildung der Glukosurie bei Einhalten einer KH-armen Diät, eine negative Stickstoffbilanz und fast stets durch ein Fehlen einer Ketonurie und komatöser Zustände. Schließlich ist der Steroid-Diabetes in der überwiegenden Mehrzahl der Fälle reversibel, sobald die Kortikoidmedikation beendet wird. Aus einem vorher schon vorhandenen latenten Diabetes kann sich allerdings im Verlauf einer Dauermedikation ein manifester Diabetes entwickeln, der dann für dauernd behandlungsbedürftig bleibt.

Ein bereits manifester Diabetes mellitus bildet heute für eine notwendige Kortikoidtherapie keine Kontraindikation. Zwar wird sich der Zuckerhaushalt verschlechtern, doch läßt sich dies bei leichteren Fällen durch entsprechende Diät wieder ausgleichen; andernfalls muß die antidiabetische Therapie – sei es oral oder parenteral – vorübergehend intensiviert werden. Diabetiker in fortgeschrittenen Stadien bedürfen einer Erhöhung der Insulindosis oder einer Kombination mit zusätzlichen oralen Antidiabetika. Nach Absetzen der Kortikoidmedikation gelingt es meistens, die Dosis der Antidiabetika auf die ursprüngliche Höhe zu reduzieren. Allerdings muß nach langdauernden und hochdosierten Kortikoidgaben auch mit der Möglichkeit einer bleibenden Verschlechterung der diabetischen Stoffwechsellage gerechnet werden, so daß Antidiabetika auch weiterhin in höherer Dosierung notwendig bleiben.

Abb. 8 veranschaulicht das Verhalten und die einzelnen Verlaufsmöglichkeiten des Kohlenhydratstoffwechsels während einer Kortikoidmedikation.

Die Häufung der diabetischen Stoffwechselerkrankungen in den letzten 20 Jahren und insbesondere die Zunahme des latenten Diabetes geben Anlaß, den Kohlenhydratstoff-

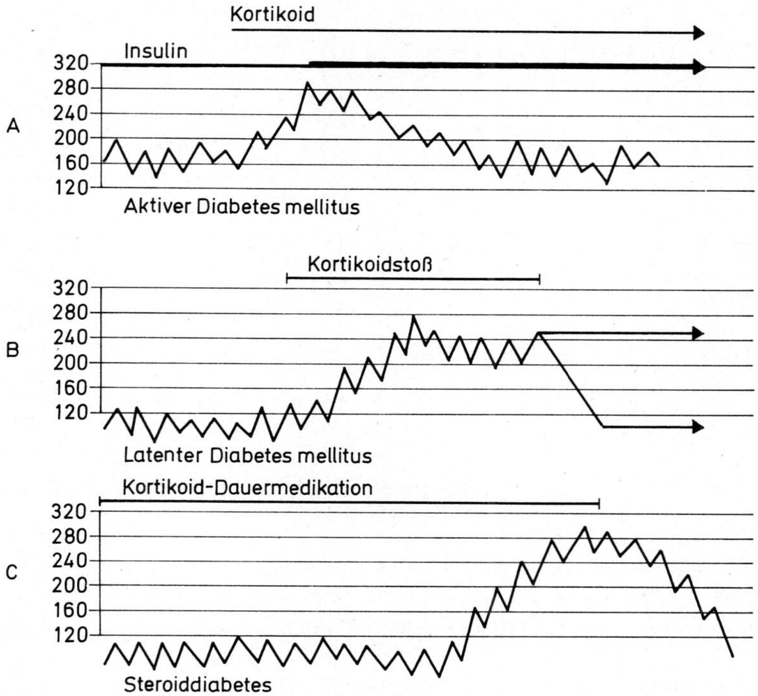

Abb. 8. A) Aktiver Diabetes mellitus, mit Insulin optimal eingestellt. Auf Kortikoidgaben rascher Blutzuckeranstieg. Nach Erhöhung der Insulin-Tagesdosis Rekompensation. B) Latenter Diabetes mellitus. Erst nach Kortikoidgaben Anstieg der Blutzuckerwerte ins pathologische Niveau. Nach Therapieabschluß 2 Verlaufsmöglichkeiten: 1. Abfall der Zuckerwerte in die Ausgangslage. 2. Manifestation eines nun insulinbedürftigen Diabetes. C) Steroiddiabetes. Nach längerdauernder Kortikoidmedikation Blutzuckeranstieg, der nach Therapieabschluß reversibel wird.

wechsel eines jeden Kranken, der einer Kortikoid-Dauermedikation unterzogen werden soll, genau zu überprüfen (Belastungsproben).

Aus eigener Erfahrung hat sich der Kortikoid-Glukose-Toleranz-Test an über dreitausend diabetesverdächtigen Kranken gut bewährt (23–26). Sein Vorteil liegt in der Möglichkeit, bereits das 2. diabetische Vorstadium, den latenten chemischen Diabetes, bei der Suchaktion zu erfassen (24).

Methode: Um 6, 10 und 14 Uhr Verabreichung von jeweils 20 mg Prednison (oder dosisäquivalent anderer Kortikoide), gemeinsam mit der letzten Kortikoidgabe 50 g Glukose, in einem halben Glas Flüssigkeit aufgelöst. Bestimmung des Blutzuckers 3 und 4 Stunden nach Glukoseeinnahme, Harnzuckerbestimmung mit der letzten Blutzuckerentnahme. Unter der Kortikoid-Glukose-Belastung steigt der Blutzucker an. Er darf beim Gesunden die Grenze von 180 mg% erreichen. Werte über diesem Niveau deuten auf einem latenten Diabetes hin. Abb. 9 zeigt den Testablauf.

Aber auch die Wahl des Cortisolderivates spielt während einer Langzeitmedikation bezüglich der Entwicklung eines Steroid-Diabetes eine nicht unwesentliche Rolle. Schon

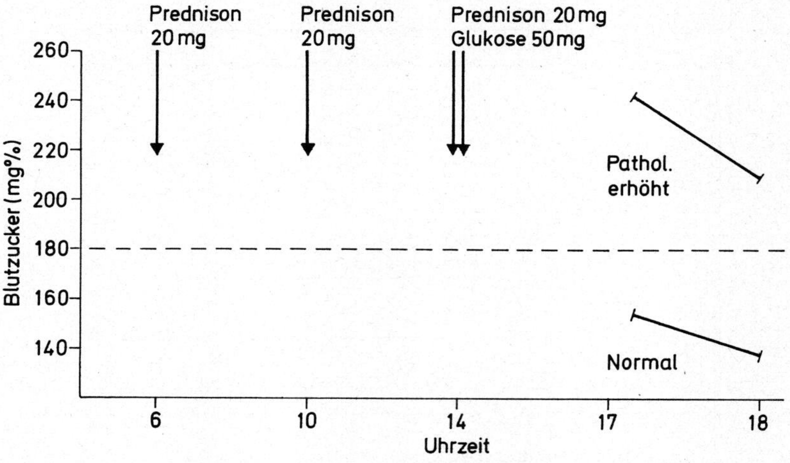

Abb. 9. Kortikoid-Glukose-Toleranztestverlauf mit Angabe der Normalbereiche und der pathologischen Veränderungen.

beim akuten Testversuch zeigen die einzelnen Kortikoide dementsprechend verschiedene Qualitäten. Mit den Kortikoid-Glukose-Toleranztests konnte im Kreuzversuch an gleichen Versuchspersonen die Stärke der diabetogenen Wirkung einzelner Kortikoide miteinander verglichen werden (23, 27).

Abb. 10 zeigt die errechneten Durchschnittswerte von 25 latenten Diabetikern und 25 Gesunden, die in größeren Abständen mit 4 verschiedenen Cortisolderivaten getestet wurden. Es werden nur die Blutzuckerwerte wiedergegeben.

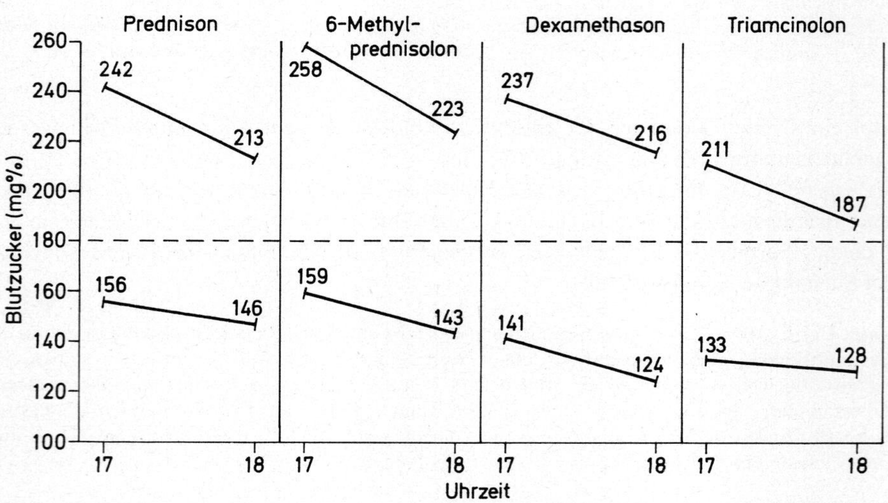

Abb. 10. Blutzucker von 200 Belastungsversuchen an insgesamt 50 Patienten. Obere Reihe: 25 klinisch-latente Diabetiker; untere Reihe: 25 Gesunde.

Akut finden sich, wie weitere Versuche zeigen, beim Fluprednisolon, Paramethason und Triamcinolon die günstigsten Ergebnisse. Zieht man Vergleiche zur Langzeitbehandlung – entsprechende Literatur liegt vor –, so weist Dexamethason die weit stärkste diabetogene Wirkung auf, die Predniderivate und das Fluocortolon halten sich im Mittelfeld die Waage (28–30), Triamcinolon und Cortisol liegen günstiger (14, 23, 27, 31–33).

Der manifeste Diabetiker scheint das Fluprednisolon am besten zu tolerieren, und zwar sowohl im akuten wie auch im chronischen Versuch (25, 27, 34).

Es konnte gezeigt werden, daß manifeste Diabetiker eine Dauermedikation über 4 Wochen mit täglich 12 mg Fluprednisolon (entspricht 30 mg Prednisolon) ohne Änderung der Therapie mit Antidiabetika gut tolerierten (34). Abb. 11 zeigt das Blutzuckerprofil von 5 Diabetikern während einer 4wöchigen Behandlung mit täglich 12 mg Fluprednisolon.

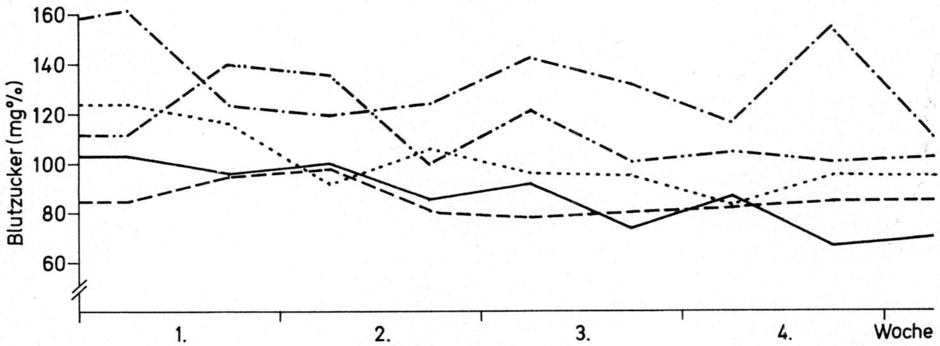

Abb. 11. Verhalten der Blutzuckerspiegel (BZ) von 5 Diabetikern (Durchschnittswerte) unter dem Einfluß von 12 mg Fluprednisolon täglich über 4 Wochen; außerdem täglich orale Antidiabetika.

Dieses Cortisolderivat (6-Fluoro-Prednisolon) ist im westlichen Ausland im Handel (35–41).

Sehr hohe Tagesdosen, in Notfallsituationen über kurze Zeit verabreicht, haben gezeigt, daß bei Gesunden nach Tagesdosen von 2400 mg Prednisolon intravenös nur ein leichter Blutzuckeranstieg bis maximal 140 mg % erfolgte, der am nächsten Tag bereits wieder unter 100 mg % lag (42). Auch bei manifesten Diabetikern können in lebensbedrohlichen Situationen Dosen bis zu 3000 mg Prednisolon intravenös gegeben werden (43). In solchen Notfällen stellt der Diabetes ein sekundäres Geschehen dar. Ein schwerer kardiogener Schock oder ein lebensbedrohlicher Kontrastmittelzwischenfall verlangt eine vorrangige Medikation. Selbstverständlich muß der Zuckerstoffwechsel besonders sorgfältig kontrolliert und die Insulinmedikation entsprechend angepaßt werden.

Literatur

(1) David, D. S., et al.: J. chron. Dis. *22:* 637 (1970).
(2) Drews, J.: Med. Klin. *64:* 773 (1969).
(3) Pfeiffer, E. F.: Handbuch des Diabetes mellitus, Bd. I. Lehmann, München 1969.

(4) Scriba, P. C., et al.: Internist *13:* 269 (1972).
(5) Ingle, D.: Endocrinology *29:* 649 (1941).
(6) Basteni, P. A.: Handbuch des Diabetes mellitus, Bd. I. Lehmann, München 1969.
(7) Coore, H. G., et al.: Biochem. J. *84:* 78 (1962).
(8) Jeanrenaud, B., et al.: Handbuch des Diabetes mellitus, Bd. I. Lehmann, München 1969.
(9) McKiddie, M. T., et al.: Metabolism *17:* 730 (1968).
(10) Schubert, G. E., et al.: Dtsch. med. Wschr. *88:* 1174 (1963).
(11) Begemann, H., et al.: Internist *8:* 85 (1967).
(12) Creutzfeldt, W., et al.: Dtsch. med. Wschr. *84:* 455 (1959).
(13) Schäfer, E. L., R. Buchholz: Nebenwirkungen und Gefahren der Hormontherapie. Thieme, Stuttgart 1974.
(14) Beickert, A.: Die Glukokortikoid-Therapie innerer Erkrankungen. Fischer, Jena 1968.
(15) Kaiser, H.: Cortisonderivate in Klinik und Praxis. Thieme, Stuttgart 1973.
(16) Mathies, H.: Aktuelle Steroidprobleme. Steinkopff, Darmstadt 1973.
(17) Fiegel, G., H. W. Kelling: Die Anwendung von Kortikoiden und anabolen Substanzen. Enke, Stuttgart 1962.
(18) Fiegel, G., et al.: Tägl. Prax. *8:* 499 (1967).
(19) Fiegel, G., et al.: Intern. Prax. *7:* 525 (1967).
(20) Fiegel, G., et al.: Anästh. Prax. *3:* 159 (1968).
(21) Bock, H. E.: Internist *3:* 459 (1962).
(22) Palitzsch, D.: Intern. Prax. *3:* 429 (1963).
(23) Fiegel, G., et al.: Med. Welt *16:* 1408 (1965).
(24) Fiegel, G., et al.: Münch. med. Wschr. *110:* 214 (1968).
(25) Fiegel, G.: Arzneimittel-Forsch. *19:* 1153 (1969).
(26) Fiegel, G.: Arzneimittel-Forsch. *21:* 871 (1971).
(27) Fiegel, G.: et al.: Int. J. clin. Pharmacol. ther. Toxicol. *2:* 94 (1969).
(28) Moret, B.: Med. Welt *18:* 904 (1967).
(29) Gillich, K. H., et al.: Int. J. clin. Pharmacol. therap. Toxicol *1:* 197 (1968).
(30) Stacher, A., et al.: Arzneimittel-Forsch. *18:* 230 (1968).
(31) Herken, H.: Arch. klin. exp. Ohr.-, Nas.- u. Kehlk. Heilk. *188:* 115 (1967).
(32) Neuman, M.: Méd. et Hyg. *43:* 155 (1969).
(33) Fiegel, G.: Arzneimittel-Forsch. *25:* 560 (1975).
(34) Fiegel, G., et al.: Arzneimittel-Forsch. *20:* 864 (1970).
(35) Mansfeld, H. G.: Ärztl. Prax. *21:* 3410 (1969).
(36) Mansfeld, H. G.: Therapiewoche *20:* 168 (1970).
(37) Zettl, J.: Dtsch. med. J. *21:* 281 (1970).
(38) Kühnau, W.: Med. Welt *21:* 2151 (1970).
(39) Walther, H.: Med. Mschr. *25:* 32 (1971).
(40) Dammann, C.: Therapiewoche *22:* 916 (1972).
(41) Kreysel, H. W., et al.: Münch. med. Wschr. *115:* 461 (1973).
(42) Novak, E., et al.: Clin. Pharm. Ther. *11:* 711 (1970).
(43) Fiegel, G.: Med. Welt *25:* 2158 (1974).

10. Kortikoide bei Nierenerkrankungen

Innerhalb der Nierenerkrankungen erzielt man beim **nephrotischen Syndrom,** besonders bei der kindlichen Lipoidnephrose, die günstigsten Behandlungsergebnisse mit Kortikoiden. Hier kann die Letalität auf ein Drittel gesenkt werden (1, 2–5). Bei der Glomerulonephritis ist – abgesehen von speziell gelagerten Fällen – eine Kortikoidtherapie abzulehnen, da häufig Verschlimmerungen auftreten. Auch die Mischform der Nephritis-Nephrose spricht nicht günstig auf Steroide an. Eine absolute Kontraindikation für eine Kortikoidmedikation ergibt sich bei Nierenerkrankungen mit stärkerer Azotämie, fixierter Hypertonie, so auch selbstverständlich bei der diabetischen Glomerulosklerose, dem **Kimmelstiel-Wilson-Syndrom** (kombiniertes Auftreten von Diabetes, Hypertonie und Niereninsuffizienz) (6–10). Eine Kortikoidbehandlung der **Amyloidnephrose** wird heute allgemein abgelehnt, da eine günstige Beeinflussung durch NNR-Steroide nicht möglich ist (1, 9, 10).

Eine sehr häufige Komplikation beim Nierenkranken ist die **Infektgefährdung** während einer Kortikoid-Langzeitmedikation, so daß häufig eine gleichzeitige antibiotische Zusatzmedikation über lange Zeit notwendig wird. Als Komplikation gefürchtet ist die **Pyelonephritis.** In diesem Zusammenhang sei an die diagnostische Verwertung des Kortikoid-Provokationstests erinnert (11–16).

SIEGEL u. Mitarb. (17) stellten in einer über Jahre fortgeführten Nachbeobachtung fest, daß rund 10% der behandelten kindlichen Nephrosen eine **Steroidresistenz** bekommen, allerdings nach einer Behandlungsdauer von 4 bis 15 Jahren.

Heute besteht Einigkeit darüber, daß die früher häufig bevorzugte ACTH-Therapie keine Vorteile bietet; dies ist verständlich, da ACTH über Freisetzung des heute in der systemischen Therapie obsoleten Cortisols wirkt. Beim nephrotischen Syndrom werden mit Vorliebe Triamcinolon und die Predniderivate eingesetzt. Das Triamcinolon wird wegen seiner besonders stark ausgeprägten diuretischen Wirkung – wie auch bei allen anderen Ödemkrankheiten – gerne eingesetzt (18–24). Bei ausbleibendem diuretischem Effekt unter einem anderen Kortikoid soll nach 3 Wochen auf Triamcinolon in adäquater Dosierung umgesetzt werden, nicht selten kommt es dann zu einer Ausschwemmung. Bei mangelnder Diurese kann auch ein Versuch mit abruptem Absetzen der ganzen Kortikoiddosis zu einer Diurese führen.

Anfangs liegen die Tagesdosen bei durchschnittlich 32–40 mg Triamcinolon oder 50–60 mg Prednison. Nach Rückbildung des akuten Krankheitsbildes erfolgt langsamer, stufenweiser Abbau, wobei man dann bei Dosen von täglich 4–6 mg Triamcinolon bzw. 5–10 mg Prednison über Monate bis Jahre verbleibt. Rezidive werden mit einer Dosiserhöhung abgefangen.

Zusätzliche Gaben von Anabolika wirken der kortikoidbedingten Katabolie entgegen, eine eiweißreiche Ernährung ist unbedingt zu fordern (8, 20).

Literatur

(1) SCHÄFER, E. L., R. BUCHHOLZ: Nebenwirkungen und Gefahren der Hormontherapie. Thieme, Stuttgart 1974.

(2) LINNEWEH, F.: Kinderärztl. Praxis *31:* 141 (1963).

(3) LINNEWEH, F.: Dtsch. med. Wschr. *88:* 457 (1963).

(4) SLATER, J., et al.: Lancet *1959/I:* 173.

(5) LAGRUE, G.: Sem. Med. *33:* 209 (1957).

(6) OPPENHEIMER, E., et al.: Bull. Johns Hopk. Hosp. *113:* 158 (1963).

(7) REUBI, F.: Therapiewoche *18:* 543 (1968).

(8) REUBI, F.: Nierenkrankheiten. In: Lehrbuch der Therapie (Hrsg. W. HADORN). Huber, Bern 1971.

(9) KAISER, H.: Cortisonderivate in Klinik und Praxis. Thieme, Stuttgart 1973.
(10) COHEN, A., et al.: Arch. int. Med. 110: 75 (1962).
(11) LITTLE, P. J., et al.: Lancet *1962/I:* 1145.
(12) KATZ, J., et al.: Lancet *1962/II:* 1140.
(13) KATZ, J., et al.: Lancet *1962/II* 1144.
(14) GEKLE, D.: Ann. Paediatr. *203:* 113 (1964).
(15) WEINER, W., et al.: Med. Klin. *58:* 2003 (1963).
(16) SABO, I.: Münch. med. Wschr. *112:* 193 (1970).
(17) SIEGEL, N. J., et al.: J. Pediatr. *81:* 251 (1972).
(18) DAESCHNER, C. W., et al.: J. Pediat. *56:* 48 (1960).
(19) FIEGEL, G.: Münch. med. Wschr. *102:* 1717 (1960).
(20) FIEGEL, G., H. W. KELLING: Die Anwendung von Kortikoiden und anabolen Substanzen. Enke, Stuttgart 1962.
(21) REUBI, F.: Mkurse ärztl. Fortbild. *11:* 535 (1961).
(22) ROSENKRANZ, A.: Wien. med. Wschr. *113:* 713 (1963).
(23) PABST, K., et al.: Med. Klin. *59:* 9 (1964).
(24) FIEGEL, G.: Arzneimittel-Forsch. *25:* 560 (1975).

11. Infektionsbegünstigungen

Während einer Kortikoid-Langzeitmedikation besteht eine erhöhte Infektionsgefahr, man spricht von einer **proinfektiösen Eigenschaft** der Kortikoide, bedingt durch Störungen der natürlichen Abwehr. An Entzündungsherden ist deutlich eine Hemmung der leukozytären Emigration, der Ödem- und Fibrinbildung zu erkennen. Die Ausbildung einer Abszeßmembran ist verzögert, die Phagozytose ist schwach. Dadurch wird bei bakteriellen Entzündungen infolge Hemmung der zellulären und humoralen Abwehr die Invasion und Verbreitung der Erreger gefördert (1–15). In der Literatur der Jahre 1950 bis 1960, der Einführungszeit der Kortikoidtherapie, finden sich zahlreiche Mitteilungen über das Auftreten unerwünschter Infekte im Verlauf einer Kortikoidmedikation, auch war die Zahl der an Sepsis gestorbenen Fälle nicht unbeträchtlich (3, 5, 16–18).

Neben Auftreten neuer Infekte sind insbesondere **Exazerbationen latenter Entzündungsherde** gefürchtet, die bereits vor Beginn der Kortikoidtherapie bestanden haben, jedoch nicht bekannt waren. Man denke hier nur an das Vorliegen latenter Entzündungsherde in der Gallenblase, Prostata, Lunge, in den Harnwegen, an alte osteomyelitische Herde usw. Besondere Wachsamkeit erfordern Kranke, deren Infektbereitschaft und Widerstandsschwäche von Anbeginn bekannt sind; dies sind die besonders infektaffinen Diabetiker, Leber- und Nierenkranke.

Kommt es während einer Kortikoid-Langzeitmedikation zum Aufflackern eines Infektes, so ist eine intensive Therapie notwendig. Völlig falsch ist es, die Kortikoidtherapie zu unterbrechen und allein mit Antibiotika zu behandeln. Man bedenke – mit zunehmender Dauer der Steroidtherapie hat sich eine NNR-Atrophie eingestellt. Ein Streß durch die Infektion kann bei diesen Patienten mit ihrer schweren NNR-Insuffizienz zum Tode führen. Die Situation fordert also im Gegenteil eine unbedingte Fortführung der Kortikoidmedikation, die Tagesdosis muß vorübergehend sogar auf das zwei- bis dreifache erhöht werden;

selbstverständlich werden zusätzlich massive Antibiotikagaben benötigt. Nur nach restloser Beseitigung des Infektes ist ein stufenweiser Abbau der Kortikoide auf die ursprüngliche Tagesdosis erlaubt. Erst nach Beseitigung der Komplikation kann entschieden werden, ob die Kortikoiddosis langsam ausschleichend abgebaut wird oder in der alten Dosierung fortgeführt werden soll.

In diesem Zusammenhang muß darauf hingewiesen werden, daß noch Monate nach beendeter Steroidmedikation infolge einer langanhaltenden sekundären NNR-Insuffizienz auftretende Infekte besonders schwer verlaufen können. In einem solchen Fall muß erneut mit Kortikoiden substituiert werden; anfangs gibt man höhere Dosen, die nach Überstehen der kritischen Situation wieder stufenweise abgebaut werden (5, 6, 12–14, 19).

Abb. 12 soll die Möglichkeiten einer Infektausbreitung unter einer Kortikoidmedikation und nach deren Beendigung verdeutlichen.

Bei ungenügender Körperabwehr können sich sehr unangenehme und schwer zu beseitigende **Pilzinfektionen** ausbreiten. Die Mechanismen dieser Komplikation hat STONE (46) geklärt: Breitspektrum-Antibiotika per os oder parenteral (!) fördern das Hefewachstum im Darm, bis die Persorptionsschwelle überschritten wird. Die in die Vena portae ge-

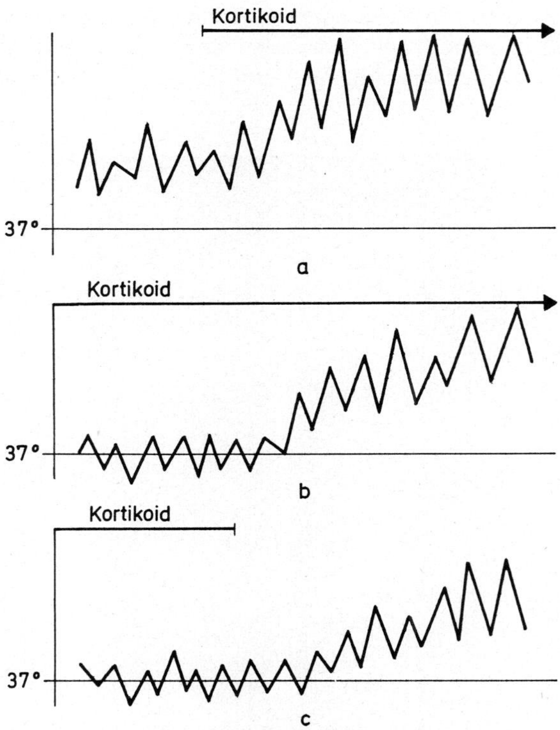

Abb. 12. Infektanfälligkeit unter Kortikoiden: a) Infektausbreitung mit Temperaturanstieg während der Kortikoidmedikation ohne Antibiotikaschutz. b) Aktivierung einer verborgenen Infektquelle während der Therapie. c) Infektanfälligkeit nach Abschluß einer Kortikoidbehandlung im Tiefstand der hormonalen Eigenproduktion.

langten Hefen werden normalerweise im „Leberfilter“ eliminiert (Phagozytose durch die Kupfferschen Sternzellen). Sowohl Kortikoide wie auch Zytostatika lähmen die Funktion des Leberfilters. Es dominieren Candida-Infektionen, die sogar zu einer Generalisation mit tödlichem Ausgang führen können (5, 20–24). BEGEMANN und KABOTH (19) berichten, daß besonders die Dreierkombination von Antibiotikum, Kortikoid und Zytostatikum nach längerer Anwendung einen sicheren Wegbereiter für eine schwere Pilzinfektion darstellt.

In gleichem Maße können verschiedene **Viren,** gegen die keine ätiotrop wirkenden Mittel zur Verfügung stehen, zu schwersten Komplikationen führen (6, 7, 25). Kortikoide scheinen das Interferon – eine antivirale Substanz einer virusbefallenen Zelle – zu hemmen; dadurch wird die Vermehrung der Viren begünstigt (5, 26, 27). In Anbetracht der etwas nachhinkenden Antikörperbildung dürfen Kortikoide bei Virusinfektionen nicht schon in den ersten Tagen gegeben werden; tritt dagegen eine Virusinfektion im Verlauf einer Kortikoid-Langzeitmedikation auf, so muß man auch hier die Tagesdosis vorübergehend erhöhen und gleichzeitig Antibiotika geben.

Das gleiche trifft auf die externe Therapie bei dermatologischen Affektionen zu. Abb. 13 von ORFANOS (28) zeigt die verheerende Wirkung einer externen Kortikoidmedikation eines Herpes simplex.

Beim Herpes corneae und den Varizellen sind Kortikoide zu vermeiden, da es zu Verschlimmerungen und schweren Komplikationen kommen kann. Deshalb sind bei kortikoidbehandelten Kindern Varizelleninfektionen sehr gefürchtet; Todesfälle sind bekannt (5, 29–32).

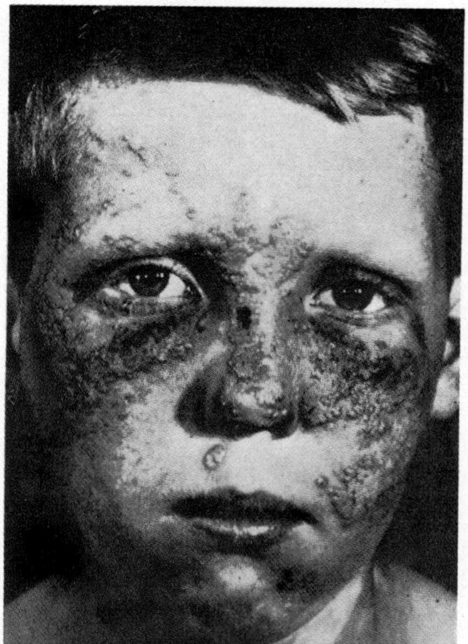

Abb. 13. Außergewöhnliche Ausdehnung eines Herpes simplex nach äußerlicher Kortikoidbehandlung, ausgegangen von einem Herd am Ohrläppchen. [Aus (28).]

Besonders schwer und relativ häufig erkranken Kinder mit malignen Blutkrankheiten an Varizellen.

Für Varizellenerkrankungen gelten folgende Therapierichtlinien (5, 27, 33):

1. Nach überstandener Varizellen-Infektion dürfen Kortikoide erst gegeben werden, wenn die Erkrankung gänzlich abgeklungen ist.
2. Bei Auftreten einer Varizelleninfektion während einer Kortikoidmedikation wird diese *nicht* unterbrochen, sondern vorübergehend erhöht; ein zusätzlicher Antibiotikaschutz ist erforderlich.
3. Tritt innerhalb von 8 Wochen nach Beendigung einer Kortikoidmedikation eine Varizelleninfektion auf, so muß die Kortikoidmedikation unverzüglich aufgenommen werden, und zwar so lange, bis die Infektion abgeklungen ist.

Eine erworbene Immunität kann durch Kortikoide in hohen Dosen wieder aufgehoben werden; so erklärt es sich, warum während einer Kortikoidmedikation eine Zweiterkrankung an Varizellen möglich ist (40).

Während einer Kortikoidmedikation darf nicht geimpft werden, dies gilt für alle Altersklassen. Auch bei frischen Impfkomplikationen wird man mit Kortikoiden zurückhaltend bleiben; allein die postvakzinale Enzephalitis spricht in Kombination mit Antibiotika gut auf Kortikoide an (5, 20).

Bei der Poliomyelitis und den Herpeserkrankungen – besonders dem Herpes zoster – liegen negative Berichte über eine Kortikoidmedikation vor: Bei der Poliomyelitis können stärkere Lähmungserscheinungen auftreten, die Gürtelrose kann zu Nekrosen und ausgedehnten Vernarbungen führen (28, 34–39). Doch wird von einer Minderheit von Autoren die Kortikoidbehandlung bei vollentwickeltem Krankheitsbild befürwortet, um die quälenden Nachschmerzen – angeblich ausgelöst durch schrumpfendes Bindegewebe – zu verhüten (41–45).

Der asymptomatische Beginn einer **tuberkulösen Exazerbation** während einer Kortikoid-Langzeitmedikation erschwert eine rechtzeitige Diagnosestellung und kann sich verhängnisvoll auswirken. In der Mehrzahl der Fälle verläuft die Krankheit schwerer, relativ rasch kommt es zu Einschmelzungen und Kavernenbildung oder sogar zur miliaren Aussaat (5, 6, 8, 19–15).

Vor einer Langzeittherapie sollte eine genaue Anamnese, auch der näheren Familienangehörigen, eingeholt werden; eine vor Therapiebeginn angefertigte Thoraxaufnahme ist eine Selbstverständlichkeit.

Eine Aktivierung einer vor 40 Jahren durchgemachten Lungentuberkulose bei einem 71jährigen Mann zeigen die drei Thorax-Aufnahmen in Abb. 14.

Hat eine Tuberkulose-Erkrankung in früheren Jahren stattgefunden, so dürfen Kortikoide nur in Kombination mit Tuberkulostatika verabreicht werden. Je schwerer die Infektion gewesen ist, um so vorsichtiger der Kortikoideinsatz. Bei spezifischen Infektionen, die erst kurze Zeit zurückliegen, sollten Tuberkulostatika in der bekannten Dreierkombination appliziert werden.

Andererseits helfen die Steroide bei fachgerechter Anwendung auch gerade bei schweren tuberkulösen Erkrankungen, lebensbedrohliche Komplikationen zu überwinden. Eine Kortikoid-Therapie ist immer dann indiziert, wenn Kranke durch Hyperpyrexie und

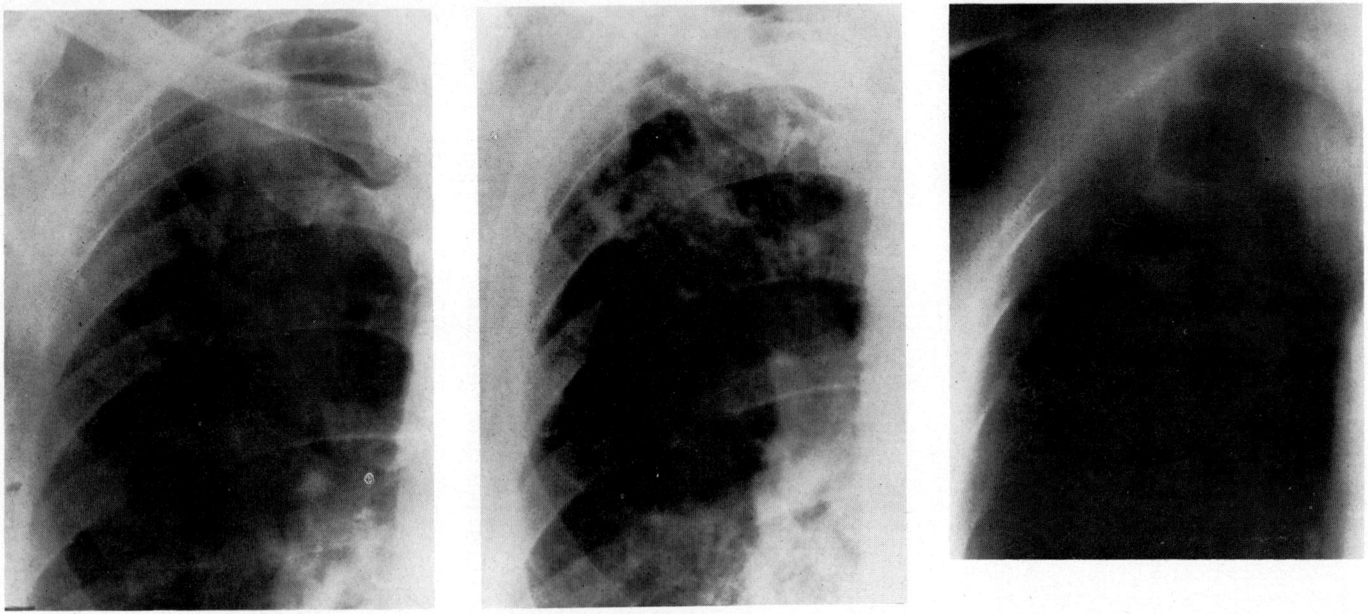

a b c

Abb. 14. Reaktivierung einer Lungentuberkulose durch Kortikoid-Langzeitbehandlung. ♂, 71 Jahre. a) Rechtes Obergeschoß vor Beginn der Kortikoid-Langzeitmethode. b) 8 Wochen nach Beginn der Kortikoidmedikation bei einer Routineuntersuchung festgestellt: Eintrübung der re. Lungenspitze und vermehrte Hiluszeichnung. c) Die Schichtaufnahme zeigt eine Kavernenbildung.

schwere Nebennierenrinden-Insuffizienz in desolatem Zustande vorgefunden werden; die Behandlung sollte stets stationär erfolgen (5, 8, 11–14, 34).

Auf das Verhalten der Antikörper wird im Abschnitt „Blutveränderungen“ hingewiesen.

Literatur

(1) Jansen, H. H.: Therapiewoche *17:* 1907 (1967).
(2) Moon, V. H., et al.: Proc. Soc. exp. Biol. (N.Y.) *79:* 63 (1952).
(3) Baker, B. L.: Bull. Schweiz. Akad. med. Wiss. *8:* 25 (1952).
(4) Carlisle, J. M., et al.: Postgrad. Med. *8:* 113 (1950).
(5) Schäfer, E. L., R. Buchholz: Nebenwirkungen und Gefahren der Hormontherapie. Thieme, Stuttgart 1974.
(6) Beickert, A.: Die Glukokortikoid-Therapie innerer Erkrankungen. Fischer, Jena 1968.
(7) Kaiser, H.: Cortisonderivate in Klinik und Praxis. Thieme, Stuttgart 1973.
(8) Fiegel, G., H. W. Kelling: Die Anwendung von Kortikoiden und anabolen Substanzen. Enke, Stuttgart 1962.
(9) Fiegel, G.: Ther. Gegenw. *97:* 489 (1958).
(10) Fiegel, G.: Münch. med. Wschr. *102:* 2013, 2079 (1960).
(11) Fiegel, G.: Therapiewoche *14:* 420 (1964).
(12) Fiegel, G., et al.: Tägl. Prax. *8:* 499 (1967).
(13) Fiegel, G., et al.: Int. Prax. *7:* 525 (1967).
(14) Fiegel, G., et al.: Anästh. Prax. *3:* 159 (1968).
(15) Pfarschner, W.: Med. Klin. *62:* 1391 (1967).
(16) Berg, E. M.: Münch. med. Wschr. *98:* 1614 (1956).
(17) Hoff, F.: Verh. dtsch. Ges. Inn. Med. *67:* 473 (1961).
(18) Geisler, L.: Fortschr. Med. *82:* 439 (1964).
(19) Begemann, H., et al.: Internist *8:* 85 (1967).
(20) Schubert, R.: Therapiewoche *18:* 2337 (1968).
(21) Dennis, M., et al.: J. Allergy *35:* 70 (1964).
(22) Kühböck, J., et al.: Wien. Z. inn. Med. *41:* 228 (1960).
(23) Knick, B.: Ther. Gegenw. *99:* 279 (1960).
(24) Jacobi, J., et al.: Therapiewoche *21:* 1475 (1971).
(25) Bock, H. E.: Internist *3:* 459 (1962).
(26) Isaacs, A.: Triangel *5:* 309 (1962).
(27) Dux, E., et al.: Kinderärztl. Prax. *30:* 495 (1962).
(28) Orfanos, C.: Fortschr. Med. *86:* 106 (1968).
(29) Bongiovanni, A. M., et al.: J. Pediat. *53:* 3 (1958).
(30) Bernheim, M., et al.: Pédiatrie (Lyon) *11:* 920 (1956).
(31) Roschlau, G.: Münch. med. Wschr. *109:* 1889 (1967).
(32) Jochims, J.: Med. Klinik *55:* 1208 (1960).
(33) Gerbeaux, J.: Sem. Hôp. Paris *39:* 61 (1963).
(34) Knick, B.: Med. Klinik *70:* 21 (1975).
(35) Vigot, M., et al.: Bull. Soc. med. Hôp. Paris *71:* 493 (1955).
(36) Huschke, U. E., et al.: Dtsch. med. Wschr. *87:* 1289 (1962).
(37) Fiegel, G., et al.: Münch. med. Wschr. *97:* 1439, 1473 (1955).
(38) Elliot, F. A.: Lancet *1964/II:* 610.
(39) Helwig, H.: Fortschr. Med. *81:* 459 (1963).
(40) Dransfeld, B.: Arch. Kinderheilk. *158:* 170 (1958).
(41) Epstein, E.: Acta derm.-venereol. (Stockh.) *50:* 69 (1970).
(42) Epstein, E.: Eye, Ear, Nose Thr. Monthly *52:* 416 (1973).

(43) FAND, R.: Clin. Med. *79:* 47 (1972).
(44) HANKE, R.: Z. Allgemeinmed. *50:* 641 (1974).
(45) UEBERHOLZ, F. K.: Dtsch. med. Wschr. *98:* 2098 (1973).
(46) STONE, H. H.: Ann. Surg. *179:* 697 (1974).

12. Veränderungen am Skelettsystem

Die am meisten diskutierte Folge einer Glukokortikoid-Langzeitmedikation am Skelettsystem ist die **Osteoporose**; die Veränderungen sind so charakteristisch und unterscheiden sich von der Involutions-Osteoporose im Senium, daß man den Ausdruck einer „Steroid-Osteoporose" geprägt hat. Die Ansichten über die ursächlichen Zusammenhänge gehen aber recht weit auseinander. Neben einem gesteigerten katabolen und antianabolen Effekt wird ein erhöhter Kalzium- und Phosphorverlust auf dem Boden einer mangelhaften Darmresorption verantwortlich gemacht. Unter Kortikoidgaben kommt es nicht nur zu einem verstärkten Knochenabbau, sondern gleichzeitig auch zu einer qualitativ minderwertigen Knochenneubildung; dabei scheinen die in die Knochenmatrix eingelagerten kollagenen Fibrillen einen Schaden zu erleiden (1–13).

Neben einer Bevorzugung des weiblichen Geschlechts besteht eine starke Abhängigkeit vom Lebensalter; ältere Menschen ab dem 45. Lebensjahr entwickeln häufiger eine Steroid-Osteoporose (1, 2, 7, 14, 15).

Beim Rheumatiker und allgemein bei Bewegungsbehinderten kann die Osteoporose schon nach kurzer Therapiedauer und Einnahme kleiner Glukokortikoidmengen auftreten, weil die matrixstimulierende Wirkung der aktiven Bewegung fehlt (16). Hierbei muß der Knochen bereits vor der Therapie verändert gewesen sein. Demgemäß sind diejenigen Kranken mehr gefährdet, die bereits vor Therapiebeginn eine Osteoporose aufweisen (2, 17–19).

Nach SAVILLE et al. (55) wird beim *Rheumatiker*, vor allem bei Frauen über 50 Jahre, häufig eine Osteoporose gefunden, und zwar *mit und ohne Kortikoidbehandlung*. Kortikoide (2,5 bis über 30 mg Prednison/die) haben nach den Autoren eine bestehende Osteoporose bei beiden Geschlechtern, vor allem jenseits des 50. Lebensjahres, verschlimmert. Ebenso wird nach KROKOWSKI (7) beim *Asthmatiker eine bestehende Osteoporose* verstärkt, aber keine neue Osteoporose bei bis dahin gesunden Patienten durch die Kortikoide ausgelöst. Eine Röntgenkontrolle bestimmter Skelettabschnitte vor Einleitung einer Langzeittherapie erscheint empfehlenswert. Die Predni-Derivate und das Triamcinolon scheinen am schonendsten zu wirken, Dexamethason wirkt am aggressivsten (9, 20, 21). Beim Überschreiten der Cushing-Schwellendosis ist mit vorzeitigem Auftreten einer Osteoporose zu rechnen.

Als einzige kausale Therapie muß das Absetzen des Kortikoids angestrebt werden, was meist mit erheblichen Schwierigkeiten verbunden und vielfach nicht möglich ist. Mittels Anabolika gelingt es nur über eine gewisse Zeit, die negative Stickstoffbilanz auszugleichen und die myalgischen Beschwerden zu mildern; die Osteoporose selbst bleibt weitgehend unbeeinflußt. Auch hochdosierte Kalziumgaben in Verbindung mit Vitamin D führten zu keinen befriedigenden Ergebnissen. Als Methode der Wahl gilt heute die Verabreichung von Fluor als Natriumfluorid. Die Dosierung beginnt mit 80 mg täglich über 6 Monate, wobei die Einnahme an den beiden Tagen des Wochenendes ausgesetzt wird, danach 40 mg täglich. Entsprechend den derzeitigen Erfahrungen wird im Durchschnitt eine Therapiedauer von 2 Jahren benötigt, um eine Glukokortikoid-bedingte Knochenrarefikation in der Progression zu mildern und eine ausreichende Knochenfestigkeit wiederherzustellen (7, 17, 22–24). KROKOWSKI (59) verdeutlicht in der Abbildung 15 den Verlauf einer Rekalzifizierung unter Gaben von Natriumfluorid bei Kranken, die bereits vor Beginn der Kortikoid-Langzeitmedikation eine Osteoporose aufwiesen.

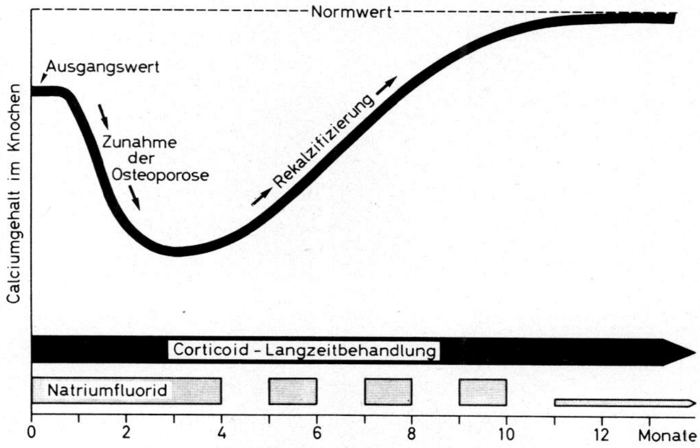

Abb. 15. Behandlungsschema für Patienten, die eine Kortikoid-Langzeittherapie erhalten sollen, aber bei Behandlungsbeginn bereits eine Osteoporose aufweisen. Flankierende Natriumfluoridtherapie in drei Phasen: Während der ersten 4 Monate kontinuierliche Natriumfluoridgaben, danach alternierende Therapie mit monatlichen Pausen, nach Erreichen des Normwertes Verabfolgung einer niedrigen Erhaltungsdosis. [Aus (59)].

Bei Rheumatikern unter einer Glukokortikoid-Dauermedikation werden **Spontanfrakturen** in 6–21% der Fälle beobachtet (1, 25–29 u. a.). Die Frakturen finden sich hauptsächlich im Bereich der Lendenwirbelsäule in Form von Kompressionsfrakturen, an Oberschenkelhals, Oberarmkopf und Rippen (6, 8, 10–12, 23, 28–31).

Eine weitere Komplikation der Kortikoid-Dauermedikation betrifft die seltene, in den letzten Jahren aber zunehmend beobachtete **aseptische Knochennekrose** mit bevorzugtem Befall des Femur- und Humeruskopfes (1, 3, 4, 32–37), auch „Femur- bzw. Humeruskopf-Infarkt" genannt. Bei dieser Erkrankung, die auch schon vor der Kortikoid-Ära bekannt war, handelt es sich um lokale Ernährungsstörungen und nicht um eine das Knochengewebe als Ganzes betreffende Veränderung. Sehr wichtig ist die Feststellung, daß das Auftreten einer Nekrose nicht an eine längere Medikation gebunden sein muß, sondern bei größeren Hormongaben bereits nach kurzer Zeit erfolgen kann! KLÜMPER u. Mitarb. (34) beschreiben 3 Phasen: 1. initiale Schmerzphase mit negativem Röntgenbefund, 2. Ausdifferenzierung einer im Röntgenbild sichtbaren spongiosklerotischen Demarkationslinie (Abb. 16),

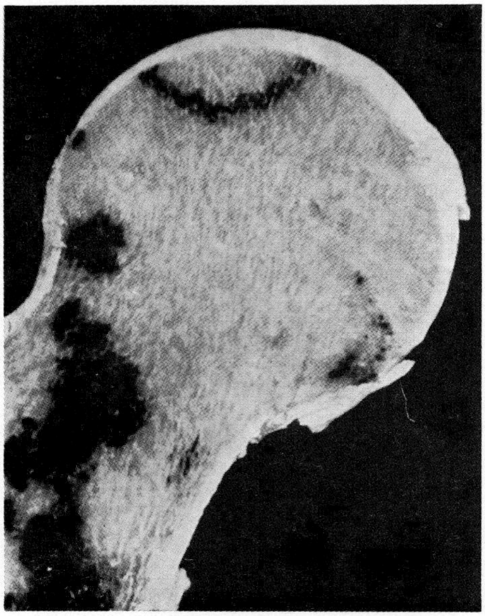

Abb. 16. Frischer Knocheninfarkt im kranio-lateralen Femurkopfbereich mit Demarkationslinie (Stadium 2). [Aus (34).]

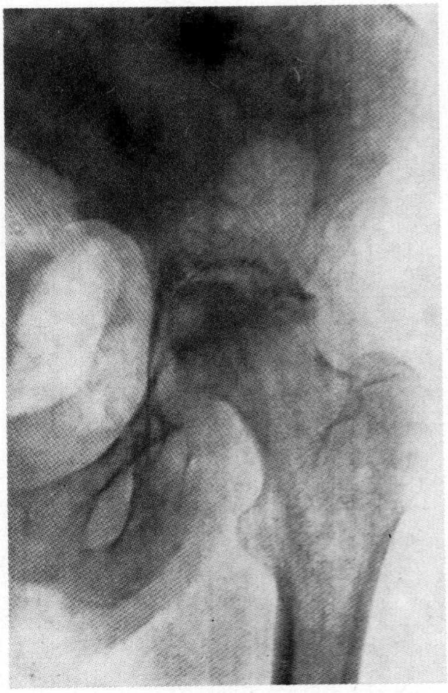

Abb. 17. Zusammenbruch des kranio-lateralen Femurkopfquadranten mit sekundär arthrotischen Veränderungen an der Kopf-Hals-Grenze und der Hüftgelenkspfanne (Schlußphase). Linkes Hüftgelenk anterior-posterior. [Aus (34).]

3. Kopfzusammenbruch (Abb. 17). Die Abbildung 18 demonstriert einen ausgedehnten Knocheninfarkt im linken Humeruskopf (57).

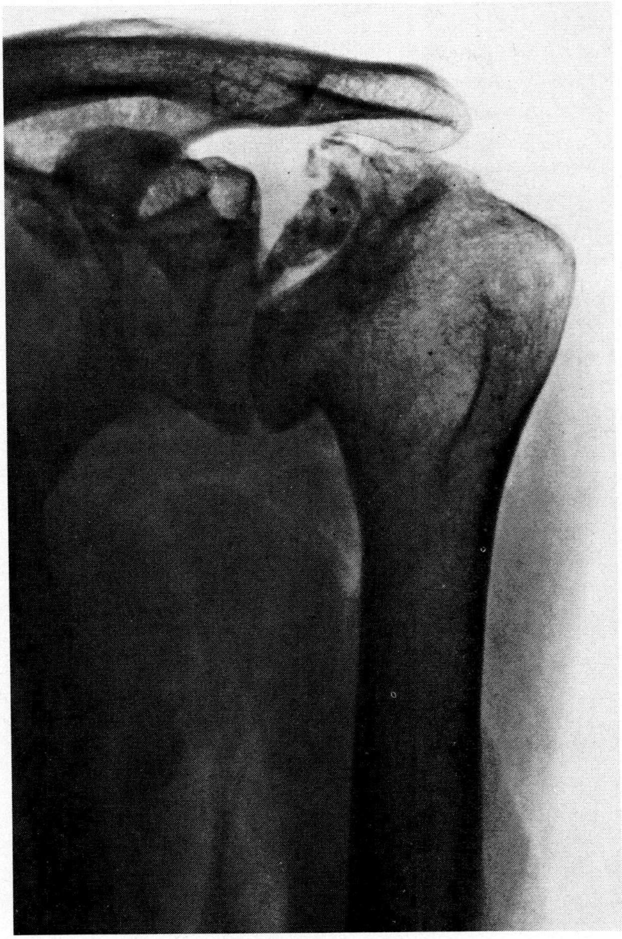

Abb. 18. Folgezustand nach einem Knocheninfarkt im Humeruskopf eines 53jährigen Mannes, der wegen eines Pemphigus vulgaris zweimal wöchentlich größere Dosen von Kortikoiden erhielt. [Aus (57)].

KINDERMANN u. Mitarb. (36) berichten von mehreren Fällen mit Entwicklung multipler Vakuolen und Zysten in den gelenksnahen Knochenanteilen.

Die aseptische Knochennekrose tritt sowohl nach systemischer Therapie wie auch nach intraartikulären und periartikulären Injektionen auf (54).

Des weiteren sei an die **metastatische Infektarthritis** erinnert, die als Folge darniederliegender Infektabwehr auftreten und zu schweren Gelenkprozessen mit bleibender Versteifung führen kann (4).

Unter einer Kortikoid-Langzeittherapie kann sich die subchondrale Knochenschicht auflösen, wonach dann die Knorpelschicht durch mechanische Einwirkungen zerstört wird. Diese Veränderungen werden unter dem Begriff einer **Steroid-Arthropathie** zusammengefaßt.

Wichtig sind die Kenntnisse über Nebenerscheinungen bei lokaler Anwendung von Glukokortikoiden, sei es **intra- oder periartikulär**. Diese oft sehr wirksame und zweckmäßige Therapie kann durchaus in der Praxis durchgeführt werden. Bei Vernachlässigung der aseptischen Kautelen droht aber eine Infektion im Sinne einer Pyarthrose. Eine alte Osteomyelitis oder Gelenktuberkulose kann reaktiviert werden (38–42). Eine absolute Kontraindikation für die intraartikuläre Injektion von Kortikoiden allein stellt die bakterielle Gonarthrose dar. Aber auch hier kann die Kombination eines wasserlöslichen Kortikoids mit einem Antibiotikum durchaus zulässig und wertvoll sein, dagegen nicht mit einer langwirkenden Kristallsuspension, welche die Wirkungszeit des Antibiotikums überdauert.

SCHLACHETZKI (39) hat die verheerende Wirkung einer Injektion bei einer intraartikulären Glukokortikoidtherapie demonstriert (Abb. 19).

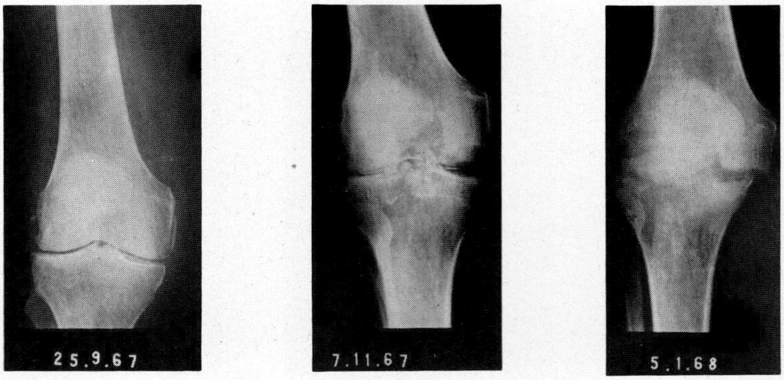

a b c

Abb. 19. Röntgenbilder des rechten Kniegelenks eines 62jährigen Mannes mit geringen arthrotischen Veränderungen. a) 25. September 1967; Drainiertes Gelenkempyem nach intraartikulärer Cortisoninjektion. b) 7. November 1967: Deutliche Destruktionserscheinungen am Knochen. c) 5. Januar 1968: Ausgedehnte Osteolysen an den gelenkbildenden Knochenanteilen, Destruktionsluxation des Kniegelenks. [Aus (39).]

Für die intraartikuläre Kortikoid-Injektion stellen Reizzustände und Ergüsse bei der Arthrosis deformans die zahlenmäßig wichtigste Indikation dar. Gut reagiert auch der Hydrops intermittens, wie auch der posttraumatische und postoperative Reizzustand mit Erguß. Auch bei dieser Indikation sind die Predni-Derivate und das Triamcinolon-acetonid zu bevorzugen, wobei KRAUSE (38) speziell dem Triamcinolon-Acetonid den Vorzug gibt, da diese Kristallsuspension besonders langdauernd wirkt. Gleichzeitig weist KRAUSE darauf hin, daß diese Substanz bei intraartikulärer Applikation nur minimale Nebenwirkungen zeigt; so beträgt nach seiner Berechnung der Osteoporose-Effekt des Triamcinolon-acetonids nur die Hälfte im Vergleich zum Prednison und sogar nur $^1/_3$ im Vergleich zum Dexamethason. Nach MÖLLMANN u. Mitarb. (56) zeigen Triamcinolon-acetonid und Fluorcortolon-capronat die längste Verweildauer im Gelenk.

Schließlich sei als letzte Kortikoid-Nebenerscheinung am Skelett die **Wachstumshemmung** bei Kindern besprochen. Heute wird die Ansicht vertreten, daß unter Glukokortikoiden ein Antagonismus zur Wachstumshormonwirkung in der Peripherie vorliegt und nicht, wie früher angenommen wurde, eine direkte Hemmung des somatotropen Hormons STH (43–47). Man sollte unbedingt die zirkadiane oder intermittierende Applikation anwenden. Verschiedentlich finden sich in der Literatur Angaben, daß Wachstumshemmungen unter ACTH-Gaben geringer seien oder sich gänzlich vermeiden lassen (1, 48).

Die Zeit bis zum Auftreten von Wachstumshemmungen wird mit 1–3 Monaten ab Therapiebeginn angegeben, es besteht auch eine absolute Dosisabhängigkeit. Gaben unter 3 mg/m^2 Prednison führen kaum zu Wachstumshemmungen; dies entspricht bei Kindern in der Pubertät einer Tagesdosis von rund 5 mg (1, 48–53).

Ein eingetretener Wachstumsrückstand wird nach Absetzen der Glukokortikoide in den meisten Fällen nachgeholt; natürlich darf die Zeit des physiologischen Wachstums nicht bereits abgelaufen sein! Wichtig ist zu wissen, daß durch exogene Zufuhr von STH kein Wachstumsschub bei Fortführung einer Kortikoidmedikation möglich ist (57).

Abschließend eine bildliche Gegenüberstellung (Abb. 20) eines 7jährigen Jungen ohne Kortikoidbehandlung und eines 13jährigen Jungen nach Kortikoidtherapie (58).

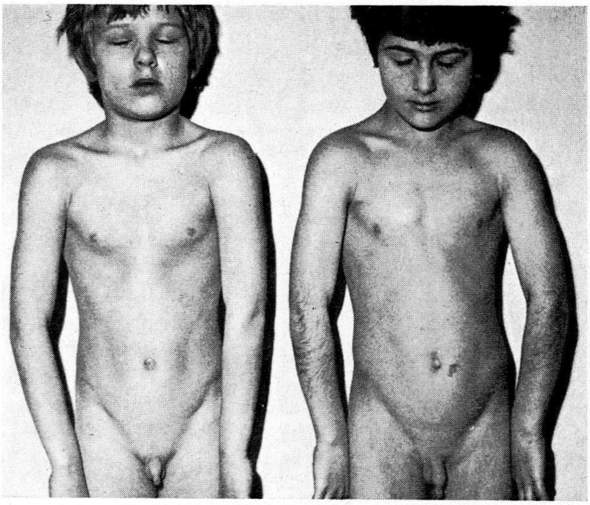

Abb. 20. Links 7jähriger Junge ohne Kortikoidbehandlung, rechts ein 13jähriger Junge von gleicher Größe nach Steroidbehandlung [Aus (58) Z. Hautkr. 51: 519 (1976) mit freundl. Genehmigung des Grosse Verlages].

Literatur

(1) SCHÄFER, E. L., R. BUCHHOLZ: Nebenwirkungen und Gefahren der Hormontherapie. Thieme, Stuttgart 1974.

(2) ELLEGAST, H.: Wien. klin. Wschr. *78:* 125 (1966).

(3) Jesserer, H.: Münch. med. Wschr. *113:* 655 (1971).
(4) Jesserer, H.: Therapiewoche *24:* 775 (1973).
(5) Kölle, G.: Selecta *33:* 2909 (1970).
(6) Jesserer, H.: Wien. klin. Wschr. *78:* 745 (1966).
(7) Krokowski, E.: Med. Klin. *67:* 1149 (1972).
(8) Fiegel, G., et al.: Anwendung von Kortikoiden und anabolen Substanzen in Klinik und Praxis. Enke, Stuttgart 1962.
(9) Fiegel, G.: Therapiewoche *14:* 420 (1964).
(10) Fiegel, G., et al.: Tägl. Prax. *8:* 499 (1967).
(11) Fiegel, G., et al.: Intern. Prax. *7:* 525 (1967).
(12) Fiegel, G., et al.: Anästh. Prax. *3:* 159 (1968).
(13) Fiegel, G., et al.: Prct. anestesiologica (Spanien) *5:* 113 (1968).
(14) Moeschlin, S.: Schweiz. med. Wschr. *94:* 665 (1964).
(15) Jeanneret, P. A., et al.: Schweiz. med. Wschr. *87:* 846 (1957).
(16) Seidel, K.: Dtsch. Gesundh.-Wesen *16:* 957 (1961).
(17) Krokowski, E.: Therapiewoche *24:* 4000 (1973).
(18) Krokowski, E.: Z. Allgemeinmed. *50:* 10 (1974).
(19) Mathies, H.: Aktuelle Steroidprobleme. Steinkopff, Darmstadt 1973.
(20) Boland, E. W.: Amer. J. Med. *31:* 581 (1961).
(21) Boland, E. W.: Ann. rheum. Dis. *21:* 176 (1962).
(22) Augustin, M.: Prakt. Arzt *11:* 1729 (1973).
(23) Burkhardt, R.: Münch. med. Wschr. *115:* 1915 (1973).
(24) Chlud, K.: Therapiewoche *25:* 3519 (1974).
(25) Bunim, J. J., et al.: Arthr. Rheum. *1:* 313 (1958).
(26) Black, R. L., et al.: J. chron. Dis. *5:* 751 (1957).
(27) Howell, D. S., et al.: Medicine *35:* 83 (1956).
(28) Beickert, A.: Die Glukokortikoid-Therapie innerer Erkrankungen. Fischer, Jena 1968.
(29) Gascon, J., et al.: Canad. Med. Ass. J. *83:* 376 (1960).
(30) Demartini, F. R., et al.: J. Amer. Med. Ass. *158:* 1505 (1955).
(31) Musshoff, K., et al.: Radiol. clin. biol. *33:* 167 (1964).
(32) Heimann, W., et al.: New. Engl. J. Med. *263:* 672 (1960).
(33) Klümper, A., et al.: Fortschr. Roentgenstr. *107:* 96 (1967).
(34) Klümper, A., et al.: Dtsch. med. Wschr. *92:* 1108 (1967).
(35) Ellegast, H.: Wien. klin. Wschr. *78:* 747 (1966).
(36) Kindermann, G., et al.: Med. Klin. *64:* 1919 (1969).
(37) Uehlinger, E.: Schweiz. med. Wschr. *94:* 1527 (1964).
(38) Krause, W.: Med. Welt *22:* 1841 (1971).
(39) Schlachetzki, J.: Med. Klin. *65:* 1934 (1970).
(40) Rabl, C. R. H.: Landarzt *38:* 1491 (1962).
(41) Hanslik, L.: Berl. Med. *14:* 535 (1963).
(42) Bätzner, K.: Dtsch. med. Wschr. *87:* 1871 (1962).
(43) Morris, H., et al.: J. clin. Invest. *47:* 436 (1968).
(44) Normann, A., et al.: Lancet *1969/I:* 287.
(45) Martin, M. M., et al.: New Engl. J. Med. *279:* 273 (1968).
(46) Root, A., et al.: J. Pediat. *75:* 826 (1969).
(47) Thorn, G. W.: Schweiz. med. Wschr. *100:* 1625 (1970).
(48) Schuppli, R.: ACTH. Huber, Bern 1973.
(49) Field, E. J.: Nature *174:* 182 (1954).
(50) Lackova, E.: Fortschr. Med. *83:* 827 (1965).
(51) Kerrebjin, K. F., et al.: Arch. Dis. Child. *43:* 556 (1968).
(52) Soyka, L. F., et al.: J. clin. Endocr. 25 (1965) 469.
(53) Wandrey, H.: Ärztl. Prax. 25: 789 (1973).
(54) Wolff, G.: Ther. Gegenw. *111:* 247 (1972).

(55) SAVILLE, P. D., et al.: Arthr. and Rheum. *10:* 423 (1967).
(56) MÖLLMANN, H., et al.: Therapiewoche *24:* 4796 (1974).
(57) WIERMANN, H. et al.: Med. Welt *27:* 383 (1976).
(58) GÜNTHER, S.: Z. Hautkr. *51:* 569 (1976).
(59) KROKOWSKI, E.: Therapiewoche *27*: 4413 (1977).

13. Veränderungen an Herz, Kreislauf und Gefäßen

Herzmuskelschäden durch Kortikoide sind nicht bekannt; neben den in diesem Abschnitt zu besprechenden Gefäßschädigungen, die auch die Herzgefäße betreffen, spielt das Auftreten einer **Hypokaliämie**, die oft erst im EKG entdeckt wird (1), eine wichtige Rolle.

Bei einer Hypokaliämie ergeben sich mit zunehmendem Grade folgende EKG-Veränderungen, die sich mehr oder weniger stark gleichzeitig nebeneinander entwickeln: Am ST-T-Abschnitt findet sich eine Senkung der ST-Strecke, Abflachung der T-Welle mit präterminaler T-Negativität und Auftreten von U-Wellen, wobei sich T-Wellenende und U-Wellenbeginn überlagern. Die QT-Dauer weist eine Verlängerung auf; bei gleichzeitigem Vorliegen einer Hypokalzämie ist die verlängerte QT-Dauer besonders ausgeprägt (1). Bekannt ist auch das Hegglin-Syndrom (1, 2), ein vorzeitiger Einfall des zweiten Herztones bei ausgeprägten Hypokaliämien.

Bei einer Hypokaliämie ist es wichtig, eine herabgesetzte Toleranz gegenüber Glykosiden (Gefahr einer kardialen Dekompensation) zu berücksichtigen. Es kann auch zu Digitalisintoxikationen kommen.

Eine Hypokaliämie tritt mit Vorliebe dann auf, wenn bereits vor Beginn der Kortikoidmedikation eine solche Elektrolytverschiebung bestand (Thiazid-Diuretika) oder wenn während einer Kortikoid-Langzeitmedikation die Ernährung arm an Kalium ist (3–9).

Seitdem Cortisol nicht mehr für die pharmakodynamische Therapie verwendet wird, hat die Hypokaliämie an Bedeutung verloren, man muß mit ihr jedoch bei einer hochdosierten Langzeitmedikation rechnen, besonders bei Verwendung von Dexamethason (3). Unter Triamcinolon pflegen Hypokaliämien offenbar nicht aufzutreten (3, 10, 11).

Interessant ist die Feststellung, daß im Gegensatz zu Dexamethason unter dem sonst eng verwandten Betamethason weniger mit Kaliumverlusten zu rechnen ist (12). Französische Autoren (13–15) konnten nachweisen, daß Betamethason und Triamcinolon auf das Herz den günstigsten positiv-inotropen Effekt unter allen Kortikoiden entfalten; dabei kommt dem Betamethason die am längsten anhaltende positiv-inotrope Wirkung zu. Eigene Untersuchungen (16) bestätigen diese Angabe, besonders bei Herzkranken mit Störungen der Reizüberleitung und Reizausbreitung.

Nach SCHÄFER und BUCHHOLZ (3) zählt die **Hypertonie** mit 85% zu den konstantesten Symptomen des Morbus Cushing. Auch während einer Kortikoid-Langzeitmedikation muß mit einer Blutdruckerhöhung gerechnet werden.

Nach GOTZEN (17) ist die Hypertonie Folge eines erhöhten Gefäßtonus durch Kortikoide, somit einer Erhöhung des peripheren Widerstandes. Die hypertone Kreislaufdysregulation findet sich besonders häufig während der Dauerbehandlung von Nierenkranken (3, 18).

Die ausgeprägteste blutdrucksteigernde Wirkung ist dem Cortisol eigen, aber auch die Predniderivate führen – wenn auch in geringerem Maße – zu einer Hypertonie. MATHIES und RASPE (19) beobachteten in 12% der Fälle während einer Langzeitmedikation einen systolischen und diastolischen Blutdruckanstieg.

Nach übereinstimmender Meinung läßt Triamcinolon mit seiner Tendenz zur Diurese den Blutdruck praktisch unbeeinflußt.

FREYBERG (37) empfiehlt, bei Kranken, die unter anderen Kortikoiden einen Hypertonus bekommen, auf Triamcinolon umzustellen; die Blutdruckwerte würden sich danach wieder normalisieren.

Es ist eigentlich selbstverständlich, wird aber dennoch nicht überall beachtet, daß sich bei einer ACTH-Dauermedikation in einem gleich hohen Prozentsatz wie unter Cortisol ein Hypertonus entwickelt (21).

Gefürchtet sind Angiopathien im Sinne einer **Poly- oder Panarteriitis,** die bei einem Steroid-Cushing meist dann auftreten, wenn die Kortikoid-Dosis abrupt abgesetzt oder zu stark reduziert wird (3, 5, 10, 18). Es handelt sich also um ein Kortikoid-Entzugssyndrom mit primärer Gefäßbeteiligung. Die Gefäße weisen Nekrosen auf mit einem für die Kortikoid-Angiopathie typischen Aussehen, das nach FASSBENDER (22) von dem einer rheumatischen Gefäßentzündung stark abweicht. Das Gefäßlumen bildet eine Zone aus totem Gewebe, die von dichten Palisaden aus länglichen, großkernigen Bindegewebszellen umgeben wird. Therapeutisch muß man – wie beim Entzugssyndrom allgemein – die Kortikoiddosis zunächst wieder erhöhen, danach noch langsamer stufenweise reduzieren.

Thrombo-embolische Zwischenfälle während einer Kortikoidmedikation sind bereits lange bekannt und oft beschrieben worden. In ursächlichem Zusammenhang stehen Erhöhung des Quickwertes und des Prothrombinspiegels, Vermehrung der Gerinnungsfaktoren V und VIII sowie eine eventuell sich während der Therapie entwickelnde Polyglobulie (3, 18, 23–26). Vielleicht spielen auch der Antagonismus von Heparin und Cortisol (27, 28) und der Synergismus von Cortisol und Cholesterin (29, 30) eine Rolle.

Thrombose-Komplikationen sieht man häufig bei Nephrosen (31) und beim chronischen Pemphigus (20, 32).

Außerordentlich wichtig ist die Kenntnis über eine erhöhte Gerinnungsbereitschaft noch über Tage nach Absetzen der Kortikoidmedikation. Thrombose-gefährdeten Kranken verordnet man Antikoagulantien, wobei selbstverständlich die Gerinnung regelmäßig kontrolliert werden muß.

Treten Thrombosen auf, so muß das Kortikoid in der gleichen Dosis weiter verabfolgt werden; unverzüglicher Antikoagulantieneinsatz und antibiotische Abdeckung sind unumgänglich.

Eine sehr seltene Nebenerscheinung ist (oder war) das **Hoigné-Syndrom**, das nach versehentlich intravasal gelangter Kristallsuspension auftritt. Hierbei kommt es zur Verstopfung kleinster Gehirn- und Myokardgefäße; Sekunden bis wenige Minuten nach Injektion tritt ein schockähnlicher Zustand auf, häufig ohne Blutdruckabfall und ohne Tachykardie. Es können akustische Halluzinationen auftreten. Die Mehrzahl der Kranken erholt sich kurze Zeit später ohne Therapie. Nur ganz vereinzelt sind auch Todesfälle beschrieben worden (3, 34). NIKOLOWSKI (38) weist darauf hin, daß das Hoigné-Syndrom vorwiegend bei Injektionen im Bereich des Kopfes und in Gebieten mit lokalem Gefäßreichtum aufzutreten pflegt.

Nachdem es inzwischen gelungen ist, die Teilchengröße in den Kristallsuspensionen auf ein Minimum zu reduzieren, dürfte diese Komplikation der Vergangenheit angehören.

Eine Kortikoid-Langzeitmedikation scheint auch – vorwiegend bei älteren Menschen – die **Arteriosklerose** zu fördern; dies konnte bei vergleichenden Untersuchungen an einem großen Krankenmaterial festgestellt werden. Bei Rheumatikern wurde während einer Kortikoid-Langzeitmedikation, besonders im Bereich des Sprunggelenks, dreimal häufiger als bei Nichtbehandelten oder mit anderen Mitteln behandelten Rheumatikern eine auffallend starke Gefäßverkalkung registriert (33). Zwei Abbildungen von KALBAK (33) zeigen die stark ausgeprägte Gefäß-Sklerose im Sprunggelenkbereich (Abb. 21).

Die Cholesterinwerte können unter einer Kortikoid-Therapie bis 23% ansteigen (35). Auch die Triglyzeride zeigen eine ähnliche Tendenz (36).

Hinsichtlich weiterer sklerosefördernder Wirkungen der Kortikoide liegen nur spärliche Mitteilungen vor, die individuelle Disposition dürfte eine nicht unwesentliche Rolle spielen.

Auch ist über eine eventuell unterschiedliche Wirkung der einzelnen Kortikoide nichts Näheres bekannt.

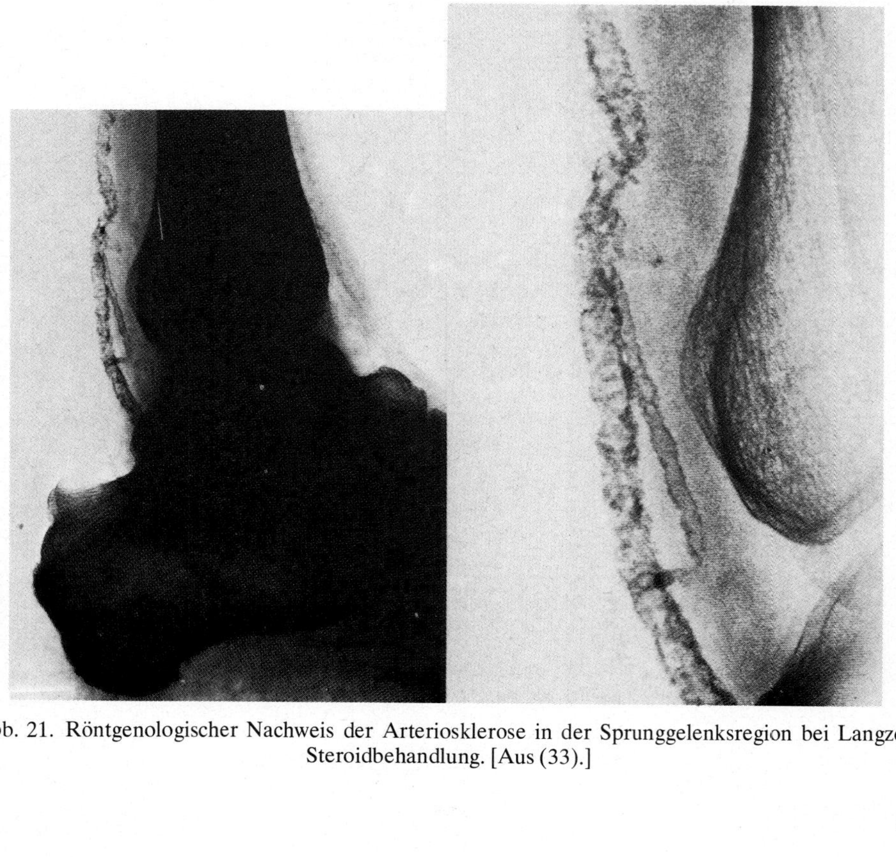

Abb. 21. Röntgenologischer Nachweis der Arteriosklerose in der Sprunggelenksregion bei Langzeit-Steroidbehandlung. [Aus (33).]

Literatur

(1) Holzmann, M.: Klinische Elektrokardiographie. Thieme, Stuttgart 1965.
(2) Leiber, B., G. Olbrich: Die klinischen Syndrome. Urban & Schwarzenberg, Berin-Wien 1966.
(3) Schäfer, E. L., R. Buchholz: Nebenwirkungen und Gefahren der Hormontherapie. Thieme, Stuttgart 1974.
(4) Mathies, H.: Z. Rheumaforsch. *31:* 289 (1972) und *32:* 55 (1973).
(5) Mathies, H.: Aktuelle Steroidprobleme. Steinkopff, Darmstadt 1973.
(6) Fiegel, G.: Therapiewoche *14:* 420 (1964).
(7) Fiegel, G., et al.: Tägl. Prax. *8:* 499 (1967).
(8) Fiegel, G., et al.: Int. Prax. *7:* 525 (1967).
(9) Fiegel, G., et al.: Anästh. Prax. *3:* 159 (1968).
(10) Kaiser, H.: Cortisonderivate in Klinik und Praxis. Thieme, Stuttgart 1973.
(11) Fiegel, G., et al.: Münch. med. Wschr. *97:* 1439 (1955).
(12) Tilling, W.: Med. Klin. *57:* 1186 (1962).
(13) Bouyaerd, P., et al.: C. R. Soc. Biol. (Paris) *157:* 2252 (1963).
(14) Loubatieries, A., et al.: 14. Kong. Franz. Anaesthesiol. Nizza, Mai 1964.
(15) Loubatieries, A., et al.: Com. Soc. Biol. Montpellier *158:* 1699 (1965).
(16) Fiegel, G., et al.: Fortsch. Med. *87:* 889 (1969).
(17) Gotzen, R., et al.: Klin. Wschr. *49:* 19 (1971).
(18) Scriba, P. C. et al.: Internist *13:* 261 (1972).
(19) Mathies, H., et al.: Arzneimittel-Forsch. *13:* 1058 (1963).
(20) Korting, G. W.: Therapiewoche *13:* 173 (1963).
(21) Medau, H. J.: Med. Welt *24:* 1427 u. 1589 (1973).
(22) Fassbender: Aktuelle Steroidprobleme. Steinkopff, Darmstadt 1973.
(23) Stacher, A., et al.: Med. Welt *13:* 1263 (1962).
(24) Blombäck, M., et al.: Acta endocr. (Kbh.) *138:* 97 (1969).
(25) Günther, P., et al.: Med. Klin. *51:* 1633 (1965).
(26) Ozsoylu, S., et al.: Nature *195:* 1214 (1962).
(27) Bock, H. E.: Verh. Dtsch. Ges. inn. Med. (1956).
(28) Jamra, M., et al.: Rev. Hosp. Clin. *12:* 157 (1957).
(29) Adlersberg, D., et al.: J. Amer. med. Ass. *159:* 1731 (1955).
(30) Rohr, K.: Acta haemat. *18:* 37 (1959).
(31) Gane, R., et al.: Praxis-Kurier *10:* 1 (1972).
(32) Fischer, H.: Derm. Wschr. *136:* 1351 (1957).
(33) Kalbak, K.: Ann. rheum. Dis. *31:* 196 (1972).
(34) Müller, E.: Hautarzt *20:* 512 (1969).
(35) Adlersberg, D., et al.: J. clin. Endocr. *11:* (1951).
(36) Bagdade, J., et al.: Arch. int. Med. *125:* 129 (1970).
(37) Freyberg, R. H., et al.: 9. Congr. Intern. sobre Enfermedades Reumaticas, Toronto 1957.
(38) Nikolowski, W.: Fortschr. Med. *94:* 165 (1976).

14. Wirkungen auf das Blut und die Antikörperbildung

Veränderungen und Verschiebungen innerhalb des Blutbildes treten während einer Kortikoidmedikation gesetzmäßig auf.

Im **roten Blutbild** kommt es genau wie bei einer ACTH-Behandlung zu einer Erhöhung des Hämoglobins, der Erythrozytenzahl und des Hämatokritwertes.

Die Vermutung liegt nahe, daß die Vitamin-B_{12}-Absorption durch die Steroide gefördert wird; auch wird eine Stimulierung der Intrinsic-Factor-Bildung angenommen (1–6). Die Steigerung der Erythropoese ist bei männlichen Kranken ausgeprägter als bei Frauen.

Innerhalb des **weißen Blutbildes** ist am charakteristischsten der Leukozytenanstieg, Werte bis zu 20000 werden erreicht. Eine besondere Bedeutung kommt diesem Phänomen nicht zu, es dürfen nur keine Schlüsse auf das Krankheitsgeschehen gezogen werden. Ende der 2. Woche kommt es in der Mehrzahl der Fälle zu einem Absinken der Leukozytenzahlen. Abb. 22 zeigt den Leukozytenverlauf bei 10 Gesunden, die über 3 Wochen täglich 30 mg Prednison erhielten (7).

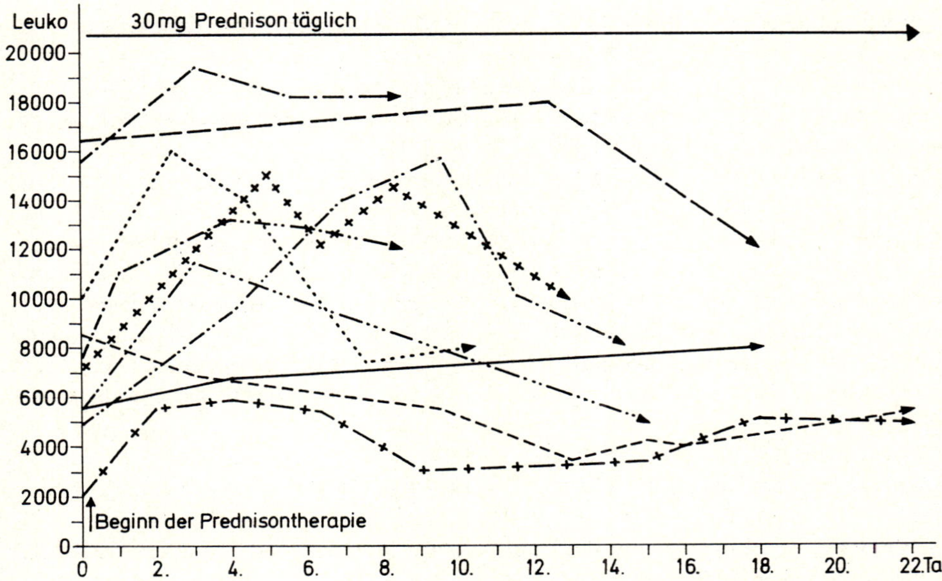

Abb. 22. Ergebnisse von Leukozytenzählungen bei 10 Gesunden, die über 3 Wochen täglich 30 mg Prednison erhielten.

Auch die neutrophilen Granulozyten steigen an; dieser Effekt ist besonders bei der Kortikoid-Langzeitmedikation auf eine vermehrte Ausschwemmung aus dem Knochenmark zurückzuführen (4, 6, 8, 9). Ursächlich noch nicht geklärt ist ein gleichzeitiger Thrombozytenanstieg; diesen Kortikoideffekt nützt man bei der thrombopenischen Purpura aus (4, 5, 8, 10).

Von großer Bedeutung ist die Hemmwirkung auf das gesamte lymphatische Zellsystem, die wahrscheinlich auf einer Mitosehemmung in den blutbildenden Zentren beruht (4–6, 8). Darauf basiert die Kortikoidbehandlung der lymphatischen Leukämien.

Die eosinophilen Zellen verschwinden unter Kortikoid- und ACTH-Wirkung aus dem peripheren Blut und wandern in das Gewebe ab. Darauf hat THORN den ACTH-Test zum Nachweis der Nebennierenrinden-Funktion aufgebaut (20 E. ACTH, intramuskulär injiziert, senken bei intakter NNR-Funktion nach 4 Stunden die Zahl der Eosinophilen um mehr als 50% des Ausgangswertes).

Als eine echte Nebenerscheinung der Kortikoid-Langzeitmedikation ist die **hämorrhagische Diathese** anzusehen, die durch eine erhöhte Kapillarfragilität als Folge eines gesteigerten Eiweißkatabolismus und einer Hautatrophie entsteht (5, 8, 10–12).

Bereits seit 1955 ist eine **Hemmung der Phagozytose** bekannt (8), vermutlich handelt es sich um eine RES-Blockade durch Kortikoide (11). Bei diesem sehr komplexen Geschehen müssen Fragen über Ursache und Zusammenhang noch unbeantwortet bleiben.

Abschließend noch ein Hinweis auf das **Verhalten der Blutsenkungsgeschwindigkeit.** Unter Kortikoiden geht die BSG zurück. Bei Beurteilung des Krankheitsverlaufes muß dies berücksichtigt werden (13–16).

Über eventuelle Unterschiede in der Wirkung der einzelnen Kortikoid-Derivate, auch der einzelnen Kortikoide auf das Blut besteht noch keine Klarheit.

Wichtig ist das Verhalten der **Antikörperbildung** während einer Kortikoid-Langzeitbehandlung allergischer und infektiöser Prozesse, zumal eine Hemmung der Antikörperbildung durch alle Kortikoide als gesichert gilt (17–20).

Eine wesentliche Rolle spielt die Antikörperhemmung bei Viruserkrankungen. Eine ausgesprochen ungünstige Wirkung ergibt sich, wenn hochdosierte Kortikoide schon während der Inkubationszeit oder bei Ausbruch einer Virusinfektion gegeben werden, weil sich zu diesem Zeitpunkt noch keine immunbiologischen Reaktionen des Organismus entwickelt haben (4, 8, 21). Man beachte die Regel, daß bei Erkrankungsbeginn Antibiotika allein gegeben werden müssen; Kortikoide sollten erst 3 bis 5 Tage später eingesetzt werden, wenn dies noch erforderlich erscheint. Eine besondere Gefahr droht bei der Varizellenerkrankung und dem Herpes, bei denen Kortikoide kontraindiziert sind.

Demgegenüber liegen gute Behandlungserfolge bei der schweren Virushepatitis vor. (Siehe auch die Abschnitte „Einwirkung auf Leber und Pankreas“ und „Infektionskrankheiten“.)

Hinsichtlich der Blutveränderungen beim thrombotischen Syndrom wird auf das Kapitel der Herz- und Gefäßkomplikationen verwiesen.

Eine zusammenfassende Darstellung der einzelnen Blutwertveränderungen findet sich bei MÖLLMANN et al. (22, 23).

Literatur

(1) FINCH, ST. CH. L., et al.: Blood *6:* 1034 (1951).
(2) AGARWAL, K. N.: Acta paediat. (Uppsala) *54:* 149 (1964).
(3) OSTERGAARD-KRISTENSEN, H., et al.: Ugeskr. Laeg. *121:* 1440 (1959).
(4) SCHÄFER, E. L., R. BUCHHOLZ: Nebenwirkungen und Gefahren der Hormontherapie. Thieme, Stuttgart 1974.
(5) SCRIBA, P. C., et al.: Internist *13:* 269 (1972).
(6) FIEGEL, G., H. W. KELLING: Die Anwendung von Kortikoiden und anabolen Substanzen. Enke, Stuttgart 1962.
(7) FIEGEL, G.: Med. Welt *8:* 126 (1957).
(8) BEGEMANN, G., et al.: Internist *8:* 85 (1967).
(9) BOCK, H. E.: Internist *3:* 459 (1962).
(10) STACHER, A., et al.: Med. Welt *22:* 1263 (1962).

(11) MEDAU, H. J.: Med. Welt *24:* 1427 u. 1589 (1973).
(12) WENDEL-DEANE, H., L. B. RUBIN: The Adrenocortical Hormones. Springer, Berlin-Heidelberg-New York 1965.
(13) FLETCHER, A. A., et al.: J. clin. Invest. *31:* 561 (1952).
(14) SHOCK, N.: New. Engl. J. Med. *251:* 189 (1954).
(15) FEARNLEY, G., et al.: Lancet *1951/II:* 1113.
(16) BAYLISS, R. I.: Brit. med. J. *1958/II:* 935.
(17) FRENGER, W., et al.: Med. Welt *16:* 930 u. 992 (1965).
(18) NABARRO, J., et al.: Lancet *1955/II:* 993.
(19) NABARRO, J.: Prescriber's J. *1:* 1 (1966).
(20) BARANDUN, S., et al.: Helv. med. Acta *26:* 203 (1959).
(21) JACOBI, J., et al.: Therapiewoche *21:* 1475 (1971).
(22) MÖLLMANN, H. et al.: Therapiewoche *29*: 94 (1979).
(23) MÖLLMANN, H. et al.: Therapiewoche *29*: 223 (1979).

15. Beeinflussung anderer endokriner Drüsen, Schwangerschaft

Jede längere Behandlung mit Kortikoiden und schon eine kurzdauernde mit ACTH führt zu einer geringen Unterfunktion der **Schilddrüse**, die sich jedoch klinisch nicht störend bemerkbar macht. Auch hohe Kortikoid-Dosen, über lange Zeit gegeben, zwingen aus diesem Grunde nicht zur Unterbrechung der Behandlung (1–9). Die Steroide hemmen die thyreotropen Hormone, die Radiojodspeicherung ist vermindert, die ^{131}J-Ausscheidung im Harn ist gesteigert. SCHÄFER und BUCHHOLZ sprechen von einem „corticogenen Hypothyreoidismus“ (2). Klinische Konsequenzen können sich lediglich bei Vorliegen einer primären Hypothyreose ergeben. Bei Bestehen einer Hypothyreose ist eine verlängerte Halbwertzeit der Kortikoide zu berücksichtigen; der verlangsamte Cortisolabbau könnte bei einer Langzeitmedikation – auch bei niedriger Dosierung – zu Überdosierungserscheinungen führen. Bei Vorliegen einer primären Hypothyreose sollen Kortikoide deshalb immer in Verbindung mit Schilddrüsenhormon verabreicht werden (2). Die Kortikoide greifen suprahypophysär an (5); dabei konnte gezeigt werden, daß Dexamethason den Thyreotropin-Spiegel bis zu 96% senken kann (5, 10).

Über die Entwicklung und Behandlung eines Exophthalmus liegen sehr widersprüchliche Mitteilungen vor. Einerseits kann sich während einer Langzeitmedikation ein Exophthalmus als Kortikoid-Nebenerscheinung entwickeln, andererseits liegen gute Behandlungsergebnisse des malignen Exophthalmus unter Kortikoidgaben vor (2, 3, 11–17).

Wie bereits im Abschnitt über die Beeinflussung der Elektrolyte erwähnt, besteht neben der unterschiedlichen kalzipriven Wirkung der einzelnen Kortikoide ein direkter antagonistischer Effekt gegenüber dem Parathormon der **Nebenschilddrüsen**. Diese Wirkung hat man sich bei der hyperkalzämischen Form des Morbus Boeck und beim Hypoparathyreodismus therapeutisch zunutze gemacht (1, 18–22). Bei Vorliegen eines Hyperparathyreodismus kann es während einer Kortikoidmedikation zu rapiden Kalziumstürzen und tetanischen Anfällen kommen (1–3, 23, 25).

Bereits seit Mitte der fünfziger Jahre sind Einwirkungen auf die **Gonaden** bekannt. Während einer hochdosierten Kortikoid-Langzeitmedikation kommt es an den Hoden zu einer vorübergehenden Funktionseinschränkung; mit dem Hyperkortisonismus entwickelt sich meistens eine Impotenz. Die Kortikoide wirken auf die Hoden hemmend, Zahl und

Mobilität der Spermien nehmen ab, die Spermatogenese – besonders die Endphase – wird stärker beeinträchtigt; unter hohen Kortikoiddosen kann die Spermatogenese zum Stillstand gelangen (2, 4, 5, 26–28). Auch konnte nach kurzen, aber sehr hoch dosierten Kortikoidstößen eine Verminderung des Ejakulatvolumens und der Fruktosekonzentration festgestellt werden (28). Eine vollständige Normalisierung dieser Befunde trat zum Teil erst 6 Monate nach Therapieende ein (25, 26).

Bei Frauen kommt es häufig im Verlauf einer Langzeitmedikation zu **Menstruationsstörungen,** in etwa 20% stellt sich sogar eine Amenorrhoe ein; unter ACTH-Gaben sind solche Störungen häufiger und schwerer (1–3, 5, 29).

Auch bei Frauen wird eine direkte Hemmung der Keimdrüsenfunktion angenommen, LH- und FSH-Sekretion werden dagegen nicht beeinflußt. Im ursächlichen Zusammenhang steht eine Mehrsekretion adrenaler Androgene mit konsekutiver Gonadotropin-Sekretion (30). Der häufig beobachtete Hirsutismus bei Frauen hat die gleiche Ursache.

Eine vorübergehende Abschwächung von Libido und Potenz wird während einer Langzeitmedikation wie auch beim Cushing-Sydrom nicht selten angegeben. Dagegen soll es nicht zu Fertilitätsstörungen kommen (1). Menstruationsunregelmäßigkeiten lassen sich mit Antikonzeptiva beheben (31). Absolute Vorsicht ist bei Leberschädigungen geboten; Kortikoide in Kombination mit Antikonzeptiva können zu einer Verschlechterung des Leberleidens führen (32).

Nachdem FRASER (33) 1951 erstmals im Tierexperiment – allerdings unter sehr hohen Cortisol-Tagesdosen – eine **teratogene Wirkung** gesehen hatte, wurde die **Schwangerschaft** über Jahre als absolute Kontraindikation für eine Kortikoidmedikation angesehen. Von klinischer Seite ist bisher nur in wenigen Einzelfällen ein Zusammenhang zwischen Kortikoiden und Mißbildungen diskutiert, jedoch nie bewiesen worden.

Heute sieht man in der Schwangerschaft keine Kontraindikation gegen eine begründete Kortikoidbehandlung. Es empfiehlt sich, die Indikation streng zu stellen, die Dosis möglichst niedrig zu halten. Größte Zurückhaltung ist während der 3 ersten Schwangerschaftsmonate geboten (1–3, 29, 30, 34, 35).

Von praktischer Bedeutung ist der Zustand des Neugeborenen einer mit Kortikoiden behandelten Mutter, da das Kind mit einer NNR-Atrophie geboren wird. Solche Neugeborenen können Stunden nach der Geburt eine akute NNR-Insuffizienz bekommen und benötigen eine sofortige Applikation von 5–10 mg Cortisol intramuskulär. Aber auch Kinder Kortikoid-vorbehandelter Mütter, die in den ersten Wochen nicht gedeihen oder ohne erkennbaren Grund in einen schlechten Allgemeinzustand geraten, sollten mit Cortisol substituiert werden. Initial werden 10 mg Cortisol parenteral appliziert und innerhalb 5–7 Tagen stufenweise abgebaut. Die Kinder erholen sich dann meist rasch (1, 2, 35, 36).

Literatur

(1) BEICKERT, B.: Die Glukokortikoid-Therapie innerer Erkrankungen. Fischer, Jena 1968.
(2) SCHÄFER, E. L., R. BUCHHOLZ: Nebenwirkungen und Gefahren der Hormontherapie. Thieme, Stuttgart 1974.
(3) KAISER, H.: Cortisonderivate in Klinik und Praxis. Thieme, Stuttgart 1973.
(4) MEDAU, H. J.: Med. Welt *24:* 1427 und 1589 (1973).

(5) SCRIBA, P., et al.: Internist *13:* 261 (1972).
(6) WOLFSON, W., et al.: J. Lab. clin. Med. *36:* 1005 (1950).
(7) HILL, S., et al.: J. clin. Endocr. *10:* 1375 (1950).
(8) FREDERICKSON, D. S., et al.: J. clin. Endocr. *12:* 541 (1952).
(9) KUHL, W. J., et al.: J. clin. Endocr. *12:* 554 (1952).
(10) WILBERT, J. F., et al.: J. clin. Invest. *48:* 2096 (1969).
(11) ATERMAN, K.: Brit. Med. J. *1951/II:* 609.
(12) ATERMAN, K.: Lancet *1952/II:* 1143.
(13) CANADEL, J. M., et al.: Endocrinology *64:* 1017 (1959).
(14) OBERDISSE, K., E. KLEIN: Die Krankheiten der Schilddrüse. Thieme, Stuttgart 1967.
(15) OPIE, W. H., et al.: S. Afr. J. med. *39:* 577 (1965).
(16) SLANSKY, H. H., et al.: Arch. Opthal. *77:* 579 (1967).
(17) SLANSKY, H. H., et al.: J. Amer. med. Ass. *200:* 185 (1967).
(18) SCHEINBERG, S. R., et al.: Circulation *7:* 224 (1953).
(19) PHILLIPS, R. W., et al.: New Engl. J. Med. *254:* 1216 (1956).
(20) SILTZBACH, L. E.: Amer. J. Med. *12:* 139 (1952).
(21) SCHOLZ, D. A.: Amer. J. Med. *21:* 75 (1956).
(22) POWER, M. H., et al.: Proc. Mayo Clin. *32:* 182 (1957).
(23) MYERS, W. P. L.: Advanc. int. Med. (N. Y.) *11:* 163 (1962).
(24) KAHN, A., et al.: Arch. int. Med. *114:* 434 (1964).
(25) FORBES, G. B.: Ann. N. Y. Acad. Sc. *64:* 432 (1956).
(26) MANCINI, R. C., et al.: Fertil. and Steril. *17:* 500 (1966).
(27) ZEHETGRUBER, W.: Z. Urol. *49:* 159 (1956).
(28) WELLER, O.: Endokrinologie *43:* 135 (1962).
(29) KLAUS, D.: Therapiewoche *19:* 193 (1969).
(30) WERDER, K. VON: Inform. Arzt *12:* 487 (1974).
(31) SCHOTTEN, P.: Ther. Gegenw. *109:* 1475 (1970).
(32) EWERT, E. G.: Med. Welt *23:* 652 (1972).
(33) FRASER, F., et al.: Pediatrics *8:* 527 (1951).
(34) BEGEMANN, H., et al.: Internist *8:* 85 (1967).
(35) FUNCK, H., et al.: Münch. med. Wschr. *107:* 1694 (1965).
(36) LOHMEYER, H.: Zbl. Gynäk. *85:* 833 (1963).

16. Einwirkungen auf die Psyche und das Zentralnervensystem

Alle Glukokortikoide können zu psychischen Nebenwirkungen führen, dabei steht eine **euphorische Stimmung** – auch „bioaktive Stimmungsveränderung" genannt – im Vordergrund. Sie äußert sich in Hebung der allgemeinen Stimmungslage, Zunahme des Appetits, des Antriebs und einer geistigen Aktivierung mit beschleunigtem Gedankenablauf. Grundsätzlich können diese reversiblen Nebenreaktionen begrüßt werden, da sie bei der Kortikoid-Langzeitmedikation ausschließlich Schwerkranken zugute kommen.

Bei einem geringen Teil der Behandelten kommt es hingegen zu „bionegativen Stimmungsveränderungen" mit gedrückter Stimmungslage, Antriebshemmung, Appetitschwund und Schwächegefühl im Sinne einer **depressiven Verstimmung**. Beiden Krankheitsgruppen gemeinsam sind Schlafstörungen (1–12).

Die Häufigkeit – beide Gruppen gemeinsam betreffend – wird sehr unterschiedlich mit 30 bis 50% angegeben (1, 2). Bei 5% der Befallenen sind die Störungen derart ausgeprägt, daß sie bereits als stark pathologisch bezeichnet werden müssen. Die Kranken leiden hauptsächlich unter manischen, weniger depressiven, teils auch dysphorischen Verstimmungszuständen, die mit erheblicher innerer Unruhe, Spannungsgefühl und Schlafstörungen gekoppelt sind. Auch werden gelegentlich stärkere Persönlichkeitsveränderungen gesehen (1). Bei etwa 1% der psychisch Veränderten treten typische **Psychosen**, zum Teil mit schwerstem Verlauf, auf, wobei auch Suizide beschrieben wurden (1, 2, 13). Die Psychosen sind unspezifischer Art im Sinne des akuten exogenen Reaktionstyps BONHOEFFERS (1), heute nach WIECK Funktionspsychosen genannt. Atypische, korsakowartige und amentielle Bilder, Dämmerzustände, delirante, passager paranoide oder halluzinatorische, gelegentlich sogar kataton-stuporöse Zustände können im Rahmen einer solchen Funktionspsychose vorkommen (1, 4–6, 14–16). Es können auch endogene Züge einer manisch-depressiven Erkrankung oder einer Schizophrenie manifest werden oder epiletiforme Anfälle auftreten.

Die Häufigkeit ernster Nebenwirkungen ist jedoch gering, wenn man bedenkt, welche großen Mengen an Glukokortikoiden allein und in Kombinationspräparaten langdauernd und sehr häufig ohne Kontrolle eingenommen werden. Einzeldosis, Therapiedauer und Gesamtmenge der eingenommenen Glukokortikoide sind für das Zustandekommen psychiatrischer Nebenerscheinungen weniger entscheidend. Eine rasche Dosissteigerung, vor allem aber eine schnelle Dosissenkung oder gar abruptes Absetzen der Gesamtdosis werden zwar für das Auftreten der Nebenerscheinungen verantwortlich gemacht; naturgemäß spielt aber eine individuelle Disposition die größte Rolle. Psycholabile Kranke reagieren unter einer Kortikoidmedikation rascher und intensiver mit psychischen Entgleisungen (7, 8, 10–12, 17).

Bereits geringe Veränderungen im Wasserhaushalt und Elektrolytstoffwechsel dürften die Bedeutung von Teilfaktoren haben. Auf erhöhte Erregbarkeit der Gehirnrinde bei Kaliumverlust und Hirnödem bei Natriumretention wird hingewiesen. Da die Nebenerscheinungen mit Vorliebe bei raschem Entzug oder Erniedrigung der Glukokortikoide aufzutreten pflegen, darf angenommen werden, daß auch die bei langdauernder hochdosierter Steroidmedikation vorhandene Nebennieren-Insuffizienz ein auslösender Teilfaktor dieser Nebenwirkungen sein könnte.

Kinder scheinen häufiger mit epileptiformen Anfällen zu reagieren; es sind auch Todesfälle im Status epilepticus beschrieben worden (18–20). Interessant ist auch die Tatsache, daß psychische Nebenerscheinungen gehäuft bei Kollagenosen, bei der Multiplen Sklerose, bei der Colitis ulcerosa und besonders oft bei Frauen im Klimakterium zu finden sind.

Betrachtet man die Wirkung der einzelnen Cortisol-Derivate, so findet man die ausgeprägtesten und am häufigsten vorkommenden psychischen Alterationen unter Dexamethasongaben. Dies betrifft sowohl die euphorischen wie auch die depressiven Reaktionen. Die übrigen Derivate, insbesondere die Predniverbindungen, wirken vorwiegend euphorisierend. Dem Triamcinolon fehlt diese Wirkung. Treten bei diesem Kortikoid psychische Veränderungen auf, liegen sie mehr in Richtung depressiver Reaktionen (21, 22).

Für die Behandlung der Nebenerscheinungen eignen sich Neuroleptika oder Antidepressiva, bei Schlafstörungen genügen Barbiturate.

Ein Absetzen der Glukokortikoide ist nicht unbedingt notwendig, dagegen sollte die Wahl eines anderen Kortikoids in Erwägung gezogen werden. Bei fehlendem Erfolg kommt nur noch ein langsames Ausschleichen der Hormonmedikation in Frage. Bei der euphorisierenden Wirkung der meisten Glukokortikoide nimmt es nicht Wunder, wenn gelegentlich ein suchtartiges Verlangen auftritt, wie dies auch beschrieben wurde (2, 23–25).

Der **Pseudotumor cerebri** ist keine spezifische Nebenerscheinung der Glukokortikoid-Therapie, sondern kommt bei verschiedenen endokrinen Störungen vor. Das Syndrom tritt nur beim Absetzen der Kortikoid-Medikation auf, meistens nur nach sehr langer Therapiedauer. Es ist als eine Nebennierenrinden-Insuffizienzerscheinung aufzufassen.

Am Augenhintergrund findet sich ein doppelseitiges Papillenödem, die Kranken klagen über Kopfschmerzen, Benommenheit und gelegentlich auftretendes Doppelsehen. Häufig besteht Brechreiz und Erbrechen. Im Elektroenzephalogramm erkennt man abgeflachte Wellen; außerdem finden sich Anomalien in der Größe und Lage der Ventrikel, der Liquordruck ist erhöht, die Eiweißwerte sind nicht verändert (20, 26–29). Das Syndrom wird hauptsächlich bei Kindern beobachtet.

Therapeutisch empfiehlt sich eine vorübergehende Erhöhung der Glukokortikoid-Dosis mit langsam ausschleichendem Abbau. Nicht selten genügen Diuretika allein. Zurückbleibende zentrale Defekte sind bislang nicht bekannt geworden.

Nach tierexperimentellen und klinischen Untersuchungen erhöhen Kortikoide die **Alkoholtoleranz**. Diese Tatsache wird bei schwersten Alkoholintoxikationen therapeutisch genutzt und ist von forensischem Interesse (30, 31).

Eine latente **Epilepsie** kann unter Kortikoidgaben manifest werden (32). Eine ernstzunehmende infantile Form der Epilepsie ist das Propulsiv-Petit-mal, hier hat sich besonders die ACTH-Behandlung bewährt. Unter einer Langzeitmedikation soll sich das Risiko einer geistigen Retardierung verringern, außerdem hat bei diesen Kranken das ACTH eine antikonvulsive Wirkung (33).

Literatur

(1) Beickert, A.: Die Glukokortikoid-Therapie innerer Erkrankungen. Fischer, Jena 1968.

(2) Schäfer, E. L., R. Buchholz: Nebenwirkungen und Gefahren der Hormontherapie. Thieme, Stuttgart 1974.

(3) Bleuler, M.: Med. Klin. *51:* 1013 (1956).

(4) Hofmann, G., et al.: Wien. klin. Wschr. *72:* 459 (1960).

(5) Roos, W.: Med. Welt *16:* 2167 (1965).

(6) Steinbach, M.: Med. Welt *17:* 294 (1966).

(7) Mathies, H.: Aktuelle Steroidprobleme. Steinkopff, Darmstadt 1973.

(8) Fiegel, G.: Therapiewoche *14:* 420 (1964).

(9) Fiegel, G., H. W. Kelling: Anwendung von Kortikoiden und anabolen Substanzen in Klinik und Praxis. Enke, Stuttgart 1962.

(10) Fiegel, G., et al.: Tägl. Prax. *8:* 499 (1967).

(11) Fiegel, G., et al.: Internistische Prax. *7:* 525 (1967).

(12) Fiegel, G., et al.: Anästh. Prax. *3:* 159 (1968).

(13) Spencer, J. A.: Gastroenterology *42:* 113 (1962).

(14) Glaser, G. H.: World Neurology *1:* 12 (1969).

(15) Rainsford, F. G.: Med. J. Australia *1:* 330 (1954).

(16) Rodepierre, M. J.: Ann. med. psychol. *112:* 374 (1954).

(17) Janzik, H. H., et al.: Therapiewoche *24:* 2765 (1974).

(18) Bonham, D. T.: N. Y. St. J. Med. *53:* 1114 (1953).

(19) Dietrick, A. C., et al.: J. Amer. Med. Ass. *152:* 151 (1963).

(20) Schumm, F., et al.: Therapiewoche *24:* 2735 (1974).

(21) Lederle Laboratories: Aristocort – Triamcinolon. Pearl River, New York 1969.
(22) NEUMAN, M.: Méd. et Hyg. *43:* 155 (1969).
(23) BOCK, H. E., et al.: Internist *3:* 459 (1962).
(24) KUEMMERLE, H. P., N. GOOSSEN: Klinik und Therapie der Nebenwirkungen. Thieme, Stuttgart 1973.
(25) WYSS, ST.: Z. Rheumat. *13:* 195 (1964).
(26) GREER, M.: Neurology *13:* 439 (1963).
(27) WALKER, A. E., et al.: J. Amer. med. Ass. *188:* 779 (1964).
(28) HOEFER, P. F., et al.: J. Amer. med. Ass. *143:* 620 (1950).
(29) LOEWENBERG-WAYNE, H.: J. clin. Endocr. *14:* 1039 (1954).
(30) HÖFLE, K. H., et al.: Medizinische *II:* 2280 (1959).
(31) ARBAH-ZADEH, A.: Med. Welt *20:* 461 (1969).
(32) KUSCHINSKY, G.: Deutsches Ärzteblatt *72:* 2689 (1975).
(33) DIEHL, L. W., K. KELLERMANN: Patient Care *1:* 6, 20 (1978).

17. Schädigungen am Auge

Bei Kortikoid-Schäden des Auges unterscheidet man solche des vorderen, mittleren und hinteren Augenabschnittes, die hier in dieser Reihenfolge besprochen werden.

Ohne Zweifel spielt auch bei den Augenschädigungen eine kritiklose Kortikoidanwendung eine entscheidende Rolle. Die äußere Anwendung führt häufig zu irreparablen **Schädigungen der Hornhaut**. Die Vorstellung, daß die antibiotische Komponente bei Kombinationspräparaten vor Kortikoidschäden der Hornhaut schützen kann, ist falsch. An der Hornhaut reichen auch geringe Kortikoidkonzentrationen aus, um bleibende Schäden zu setzen, auch kann der Erregerausbreitung Vorschub geleistet werden (1–3). Nach GASTEIGER (4) kann durch Kortikoide die lokale Abwehr so stark herabgesetzt werden, daß auch bislang harmlose Keime plötzlich pathogen werden können (5). Eine flächenhafte Ausbreitung der Infektion birgt die Gefahr eines Durchbruchs in das Parenchym, ohne Ulkusbildung der Cornea. Es sind auch Fälle mit Corneaperforation beschrieben worden (6–8 u. a.). Liegen Infektionen durch Bakterien oder Viren im vorderen Augenabschnitt vor, dürfen Kortikoide nur dann verwendet werden, wenn mittels einer Spaltlampenuntersuchung. Epitheldefekte ausgeschlossen werden konnten (1, 2, 5). Als absolute Kontraindikationen für lokal anzuwendende Kortikoid-Augentropfen (auch Kombinationspräparate mit Antibiotikazusatz) gelten:

1. Frische Augenverletzungen, Verbrennungen und Verätzungen.
2. Infektionen des vorderen Augenabschnittes, verursacht durch Bakterien, Viren oder Pilze.
3. Hornhautgeschwüre und trophische Hornhautleiden.
4. Intraokulare Infektionen jeglicher Art.

Seit der Einführung der lokalen Glukokortikoid-Medikation beobachtet man ein starkes Ansteigen von **Keratomykosen** (9). Nach HAGGERTY (10) ist die Keratomykose um das 14fache im Verlauf der letzten Jahre angestiegen. MITSUI (11) und HAMMEKE (12) konnten zeigen, daß sich das Pilzwachstum im Bindehautsack unter einer lokalen Kortikoidanwendung provozieren läßt.

Subkonjunktivale Blutungen, Lidödem, akute Myopie und Ptosis werden von SCHÄFER und BUCHHOLZ als weniger bedeutende und selten auftretende Nebenerscheinungen einer Kortikoidmedikation beschrieben (13). In ganz wenigen Fällen wurde die Entwicklung eines Exophthalmus beobachtet (13).

Bei dem **„Steroid-Katarakt"** handelt es sich um eine posteriore subkapsuläre Linsentrübung, die meist mit Einlagerung von Vakuolen einhergeht. Die Trübung ist durch ein bilateral-symmetrisches Auftreten scheibenförmiger, tuffsteinartiger Trübungen im subkapsulären Bereich des hinteren Linsenpoles charakterisiert. Dabei ist das Sehvermögen häufig erstaunlich wenig beeinträchtigt. Nach WERRY u. Mitarb. (23) ist nach Prednisongaben von über 15 mg pro die über 4 Jahre in fast 100% der Fälle mit Linsentrübungen zu rechnen. Dagegen traten bei Tagesdosen unter 10 mg keine Linsentrübungen auf!

Ursächliche Zusammenhänge sind noch nicht vollständig geklärt, anscheinend kommt es unter der Kortikoid-Einwirkung zu einer Änderung der Permeabilität der Linsenkapsel, die über Elektrolytverschiebungen zum Flüssigkeitseintritt in die Kapsel führt, welche sich dann immer mehr trübt (14).

Von den einzelnen Autoren wird die Häufigkeit des Steroid-Katarakts als Folge einer Langzeit-Medikation mit Kortikoiden sehr unterschiedlich mit 6 bis 60% angegeben. Von Bedeutung ist die Feststellung, daß Linsentrübungen bei rheumatischen Erkrankungen und Kollagenosen per se gehäuft vorkommen, bei rund 16%, dagegen bei anderen Krankheiten nur bei 5% (13–16). Kinder werden anscheinend bevorzugt befallen (13). SCHÄFER und BUCHHOLZ (13) berichten, daß Linsentrübungen bei Überschreiten der Cushing-Schwellendosis nach einem Jahr auftreten. Sie treten bei intermittierender Therapie seltener auf als bei kontinuierlicher Gabe, naturgemäß ist die Gefahr bei systemischer Anwendung häufiger als bei lokaler (14, 17–19). Nach Absetzen der Kortikoidmedikation findet kein Fortschreiten der Trübung statt, die jedoch stets irreversibel ist (13, 14, 20–22).

Bei einem 9jährigen Kind mit Morbus Still, 15 Monate nach Medikation, ergaben sich die in Abb. 23 gezeigten Linsentrübungen (14).

Das steroidbedingte **Glaukom** entsteht bereits nach einer 3–4wöchigen lokalen Applikation. Nach LEYDHECKER wirkt am stärksten eine 0,1%ige Dexamethason-Lösung, die dreimal täglich getropft wird (22). Die Drucksteigerung verläuft meist wie beim Glaucoma simplex, ohne auffallende subjektive Symptome, bis dann eines Tages der Gesichtsfeldverfall den Patienten auf ein bereits spätes und leider auch irreversibles Stadium hinweist. Es finden sich Drucksteigerungen bis zu 80 mm Hg. Nach Absetzen des Glukokortikoids kehrt der intraokulare Druck in den meisten Fällen zur Norm zurück, Schäden am Gesichtsfeld und Sehnerven sind bleibender Natur (13, 22, 25 u. a.).

Die Gesichtsfelddefekte gehen meistens vom blinden Fleck aus nach oben. Beim weiteren Fortschreiten kommt es zu einer konzentrischen Einengung der Außengrenzen, wobei die zentrale Sehschärfe noch relativ lange erhalten sein kann. Bei längerem Fortbestehen des erhöhten Innendruckes kommt es zu einer Schädigung des Sehnerven im Sinne einer glaukomatösen Optikusatrophie mit randständiger Exkavation, abgeblaßten Papillen, nasaler Gefäßstammverdrängung und Abknicken der Gefäße über den Papillenrand.

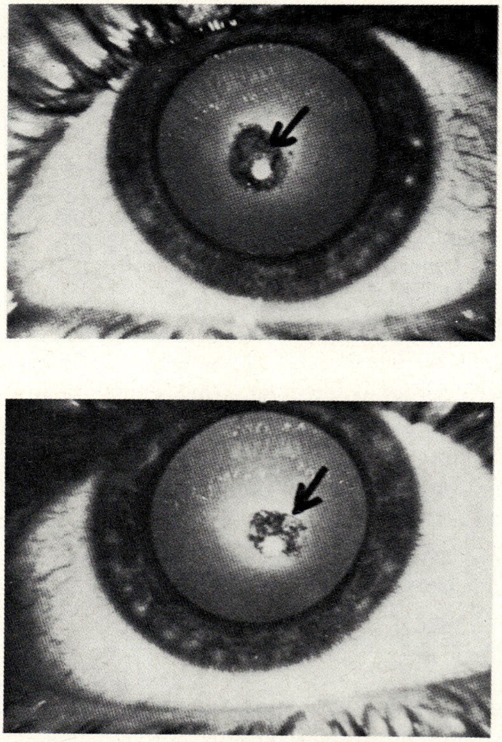

Abb. 23. Linsentrübungen bei einem 9jährigen Kind mit Morbus Still nach Kortikoidmedikation. Oben rechtes und unten linkes Auge mit subkapsulärer Linsentrübung. [Aus SCHWENK, D.: Z. Rheumaforsch. *26:* 153 (1967).]

Die Häufigkeit ist bei lokaler Kortikoidanwendung wesentlich größer, etwa in 30% der Fälle ist mit einer Drucksteigerung zu rechnen. Dagegen vergehen bei systemischer Kortikoidtherapie meist Monate, bis sich die erste Drucksteigerung einstellt.

Als Ursachen für ein Steroid-Glaukom werden Behinderungen des Kammerwasserabflusses als Folge einer Erhöhung des Abflußwiderstandes angenommen (25–28).

HOCHGESAND (24) zeigt im oberen Teil der Abb. 24 einen beginnenden Gesichtsfelddefekt. In der unteren Skizze erkennt man eine weite Ausdehnung, wobei die zentrale Sehschärfe noch erhalten ist.

Nach diesen Erkenntnissen ist die Forderung verschiedener Autoren verständlich, bei jeder längeren Kortikoidbehandlung ab der 6. Behandlungswoche den Patienten in regelmäßigen Abständen einem Augenarzt zur Kontrolle von Hornhaut- und Linsenbefund sowie Augeninnendruck zu überweisen.

Bei allen in Frage kommenden Augenschädigungen durch Kortikoide ergibt sich unter Dexamethason die negativste Wirkung. Predniderivate wirken etwa gleich stark, differenziertere Aussagen liegen nicht vor.

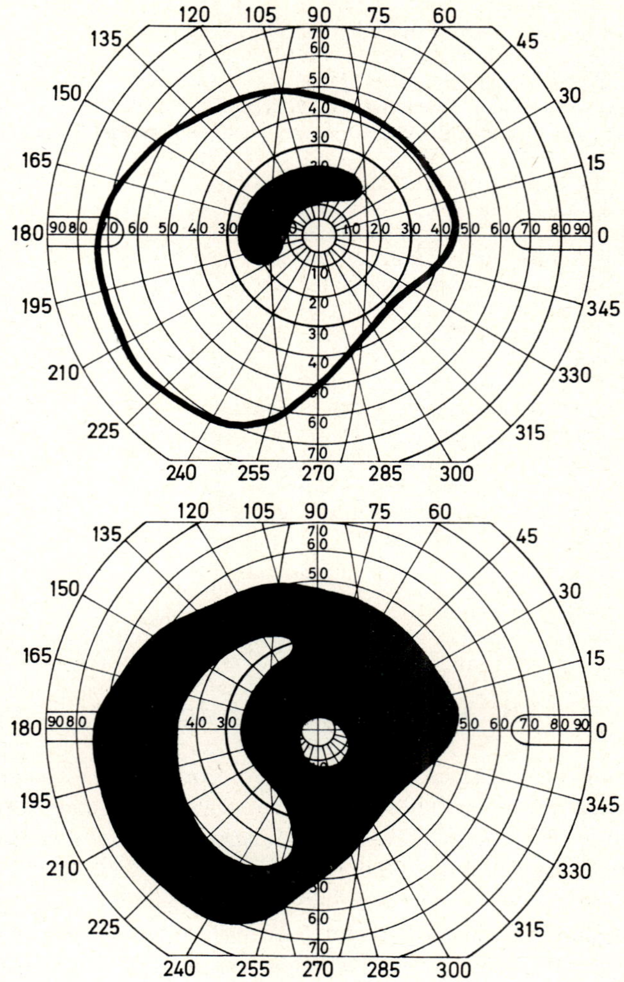

Abb. 24. Steroid-Glaukom. Oben: beginnender Gesichtsfelddefekt, unten: weite Ausdehnung bei noch erhaltener Sehschärfe.

Literatur

(1) Holtermann, W.: Klin. Wschr. *40:* 1132 (1962).
(2) Holtermann, W.: Dtsch. med. Wschr. *88:* 1627 (1963).
(3) Jackson, C. R.: Practitioner *191:* 754 (1963).
(4) Gasteiger, H.: Selecta *45:* 2609 (1966).
(5) Mendelblatt, D. L.: Amer. J. Ophthal. *36:* 379 (1953).
(6) Heydenreich, A.: Dtsch. Gesundh.-Wes. *17:* 1542 (1962).
(7) Hollwich, F.: Münch. med. Wschr. *104:* 2076 (1962).

(8) OGUCHI, M.: J. clin. Ophthal. *10:* 693 (1956).
(9) MÜLLER, W., et al.: Klin. Mbl. Augenheilk. *159:* 237 (1971).
(10) HAGGERTY, T. E., et al.: Sth. med. J. *51:* 153 (1958).
(11) MITSUI, Y., et al.: Brit. J. Ophthal. *39:* 244 (1955).
(12) HAMMEKE, J. C., et al.: Amer. J. Ophthal. *49:* 1174 (1960).
(13) SCHÄFER, E. L., R. BUCHHOLZ: Nebenwirkungen und Gefahren der Hormontherapie. Thieme, Stuttgart 1974.
(14) SCHWENK, D.: Z. Rheumaforsch. *26:* 153 (1967).
(15) FURST, C., et al.: Ann. rheum. Dis. *25:* 364 (1966).
(16) SUNDMARK, E.: Acta ophth. (kbh.) *41:* 515 (1963).
(17) GILES, C., et al.: J. Amer. med. Ass *182:* 719 (1962).
(18) GORDON, D., et al.: J. Amer. med. Ass. *175:* 127 (1961).
(19) GORDON, D.: J. Amer. med. Ass. *172:* 311 (1960).
(20) BECKER, B.: Amer. J. Ophth. *58:* 872 (1964).
(21) ARKIN, et al.: Klin. oczna. *33:* 323 (1964).
(22) LEYDHECKER, W.: Dtsch. Ärztebl. *13:* 741 (1972).
(23) WERRY, H., et al.: Z. Allgemeinmed. *50:* 738 (1974).
(24) HOCHGESAND, P.: Z. Allgemeinmed. *50:* 735 (1974).
(25) BERNSTEIN, H., et al.: Arch. Ophth. *68:* 742 (1962).
(26) BERNSTEIN, H., et al.: Arch. Ophth. *70:* 15 (1963).
(27) BERNSTEIN, H.: Eye, Ear, Nose Thr. Monthly *43:* 27 (1964).
(28) BECKER, B.: Arch. Ophth. *70:* 500 (1963).

18. Veränderungen an der Haut

Als erste Glukokortikoid-Hautsalbe wurde Hydrocortison 1952 in den USA eingeführt (1). Seitdem ist eine große Zahl verschiedener lokaler Applikationsformen zahlreicher Cortisol-Derivate in den Handel gekommen. Mittlerweile ist die Zahl der Kranken, die mit diesen Externa behandelt werden (mit und ohne ärztliche Kontrolle), ins Unermeßliche gestiegen. Nach ALTMEYER (43) wird die Epidermis-Proliferation unter externen Kortikoiden gehemmt, das Epithelband erscheint verschmälert, die Reteleisten sind abgeflacht, sie können gänzlich fehlen. Im Epidermis-Zytoplasma finden sich Vakuolen, die Kerne sind verschieden stark alteriert. Nach einer Langzeitbehandlung mit Externa geht die Kontinuität der Basalzellen verloren. Nach Zellenuntergang bilden sich intraepidermale Hohlräume mit Kernresten. In späteren Stadien beobachtet man Epithelriesenzellen.

Das Stratum granulosum beinhaltet ungleichmäßiges und grobscholliges Keratohyalin. Das Stratum corneum ist ungleichmäßig verhornt; teilweise fehlt das Pigment oder es finden sich Hyperpigmentierungen.

Man kann davon ausgehen, daß alle extern angewandten Kortikoid-Derivate auch die gesunde Haut durchdringen. Über die minimale Menge, die für einen Wirkungsnachweis am Cortisol-Spiegel im Blut ausreicht, macht man sich allgemein keine zutreffenden Vorstellungen. Man kann damit rechnen, daß schon bei verhältnismäßig gering penetrierenden Derivaten und kleinen Flächen, etwa 10 g Salbe oder Creme bzw. die Behandlung einer Körperoberfläche von kaum 10%, geeignet sind, den morgendlichen Cortisol-Peak zu senken (2). Die Absorption der Kortikoide ist bei äußerer Anwendung in starkem Maße von der chemischen Struktur und der Teilchengröße abhängig, besonders aber auch von der Art der Salbengrundlage, dem jeweiligen Hautzustand und der Verbandstechnik (3–5).

Bei Kindern wird eine systemische Wirkung bereits nach lokaler Anwendung von hydrocortisonhaltigen Salben beobachtet (16, 37–39). Kleinkinder und Säuglinge sind durch Nebenwirkungen der externen Kortikoidbehandlung besonders stark gefährdet, weil ihre Körperoberfläche im Verhältnis zum Körpergewicht relativ größer ist als bei Erwachsenen. Bei Säuglingen kommt eine erhöhte Resorption im Windelbereich hinzu (40). So konnte GÜNTHER (41, 42) bei Kindern in über 80% der Fälle Nebenerscheinungen registrieren, zum Teil irreversibler Art.

Die Bedeutung der unterschiedlichen Kortikoid-Strukturen und deren Grundlage für die systemische Wirkung extern angewandter Präparate ergibt sich aus Abb. 25.

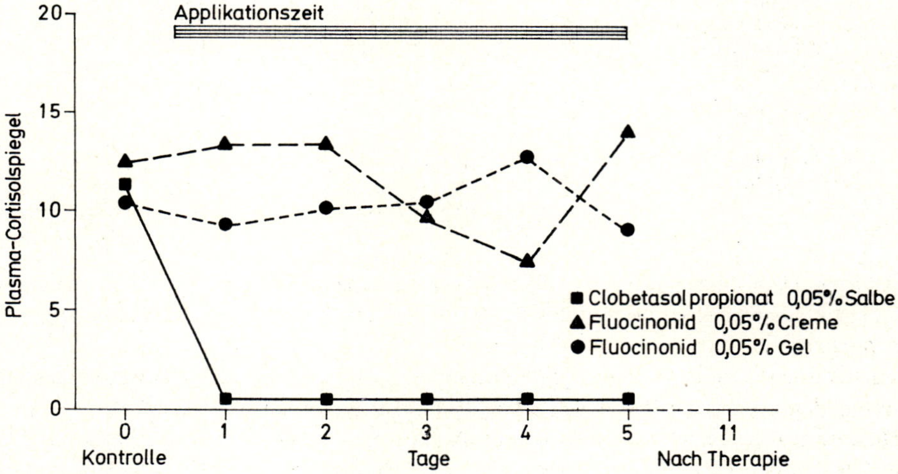

Abb. 25. Plasma-Cortisolspiegel; Durchschnittswerte von 3 gesunden Männern pro Präparat (6).

Eine vermehrte Resorption findet bekanntlich bei Abriß der Hornschicht und nach Okklusivverbänden statt (2, 7). Zu bedenken ist auch, daß die Äquivalenzdosen für die gleiche Wirkung bei externer Anwendung andere sind als bei peroraler oder parenteraler Kortikoidgabe. Am deutlichsten läßt sich das bei einem Vergleich von Hydrocortison, Prednisolon und Triamcinolon-acetonid, die sowohl systemisch wie topisch angewendet werden, zeigen (Tab. 6).

Schließlich ist die unterschiedliche Resorption der Kortikoide in den verschiedenen Körperregionen zu beachten. Nach FELDMANN (10) sind die Verhältnisse in Tab. 7 dargestellt.

Während sich nach kurzfristiger ausgedehnter oder durch Okklusivverbände intensivierter externer Anwendung von Kortikoiden die Cortisol-Spiegel im Blut innerhalb von

Tab. 6. Vergleich systemischer mit topischer Wirkung; Hydrocortison als 1 gesetzt (8, 9).

Präparat	Systemische Wirkung	Topische Wirkung
Hydrocortison	1	1
Prednison	4	2
Triamcinolon-acetonid	8–10	100

Tab. 7. Ausscheidung im Urin nach lokaler Applikation einer 0,25%igen Lösung Hydrocortison in Aceton in Abhängigkeit von der Lokalisation in 5 Tagen (10).

Lokalisation	Applizierte Menge (%)
Fuß (plantar)	0,17
Fußknöchel (lateral)	0,31
Handinnenfläche	0,78
Unterarm (ventral)	1,04
Unterarm (dorsal)	1,19
Rücken	1,26
Axille	3,07
Kopfhaut	4,41
Stirn	7,65
Kinnbogen	12,25
Skrotum	32,20

2–3 Tagen wieder normalisieren (11), hält bei einer längerdauernden externen Anwendung auch auf kleinere Areale die systemische Wirkung nach Absetzen der Behandlung wesentlich länger an.

Nach diesen grundlegenden Vorbemerkungen sollen die einzelnen kortikoidbedingten Hautschädigungen in der Reihenfolge ihrer Häufigkeit besprochen werden.

Hautatrophien treten dort auf, wo regelmäßig über längere Zeit Kortikoide in Form von Salben oder Tinkturen aufgetragen werden. Sie können an beliebigen Körperstellen auftreten; am häufigsten sind kleinflächige Atrophien im Gesicht, vorwiegend bei Frauen, anzutreffen. Hier sind es kosmetische Gesichtspunkte, die zu einer regelmäßigen und langdauernden, aber natürlich kontraindizierten Anwendung verleiten.

Der Rückgang des Hautkollagenbestandes mit histologisch nachweisbarem Fehlen der elastischen Fasern erklärt die Verdünnung der Haut (Greisenhaut oder Zigarettenpapieratrophie). Eine Rückbildung ist nur in den wenigsten Fällen teilweise möglich, und dies nur bei jüngeren Menschen (3, 5, 7, 13–16).

Striae distensae treten sowohl bei systemischer wie bei lokaler Kortikoidtherapie auf, bei lokaler besonders häufig unter langdauernden Okklusivverbänden, hier an beliebigen Stellen. Sonst sind die Prädilektionsorte im Bereich der Hüften, Oberschenkel, gelegentlich auch Brüste, Innenseiten der Kniegelenke und Axillen.

Es handelt sich um streifenförmige Atrophien mit Elastizitätsverlust, vermutlich auch um ein Einreißen der elastischen Hautelemente. Die Streifen sind anfänglich livide verfärbt und nehmen mit der Zeit eine Porzellanfarbe an; sie sind irreversibel (3, 5, 7, 13–17).

Folgen einer erhöhten Fragilität der Gefäße können **Purpura und Ekchymosen** sein. Es können somit punktförmige Blutungen, hauptsächlich im Bereich der Extremitäten, wie auch flächenhafte Blutungen an allen übrigen Stellen auftreten.

Diese Erscheinungen zeigen sich vorwiegend bei längeren systemischen Behandlungen, aber auch nach langdauernder lokaler Applikation, besonders gerne unter Okklusionen. Nach Berichten von GSCHWANDTNER (13) spielen Mikrotraumen eine wichtige Rolle; auch sind Frauen in der Postmenopause besonders betroffen (3, 5, 13–15, 18).

Pigmentverschiebungen nach langzeitiger Kortikoidanwendung werden nur im Bereich des Gesichts und Halses beobachtet. Dabei findet man sowohl Hyper- wie auch Depigmentierungen. Bei gemeinsamem Vorhandensein von steroidbedingten **Teleangiektasien** und Haut-Atrophien spricht man von einer „Kortikoidhaut". In diesen Abschnitt gehört auch die Erwähnung der **„perioralen Dermatitis"**, die eine Rosacea-artige Veränderung ist und anscheinend vorwiegend bei Anwendung moderner fluorierter Steroide aufzutreten pflegt (3, 5, 13, 15, 19, 20).

Bei jeder längerdauernden Glukokortikoidmedikation ist mit dem Auftreten einer **Steroid-Akne** zu rechnen (Abb. 26). Bei Kranken mit einer seborrhoischen Konstitution

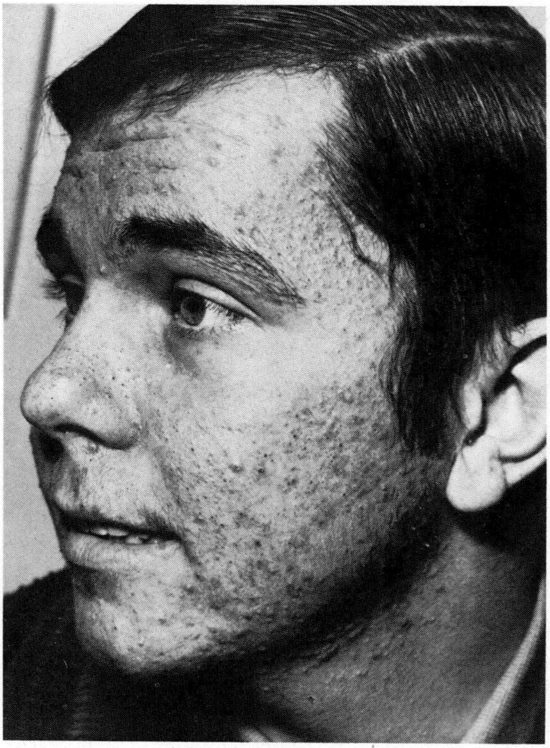

Abb. 26. Steroid-Akne mit zahlreichen offenen und geschlossenen Komedonen bei einem nierentransplantierten Patienten, der täglich 150 mg Prednison erhielt (Aus 45).

tritt sie praktisch in jedem Falle auf. In der Zeit der Präpubertät, bei noch nicht ausgereiften Talgdrüsen, wird die Akne meist vermißt; möglicherweise spielen hier Androgen-wirksame Cortisolmetaboliten eine Rolle (21–23).

An lichtexponierten Körperstellen werden verschieden geformte, zum Teil dreieckige, weißliche und narbige Hautatrophien beobachtet, die nach längerer Kortikoidapplikation auftreten können. Diese Veränderungen nennt man **„Pseudo-cicatrices corticosteroidicae"** (13, 19, 24).

Als weitere Nebenerscheinungen in der Dermatologie unter Kortikoideinwirkungen – die jedoch selten vorkommen und eine geringe Bedeutung haben – seien genannt: Die **Rubeosis steroidica**, eine starke Gesichtsröte, die ein nahezu plethorisches Aussehen annehmen kann. Unter dem Begriff einer **Tinea incognita** werden mykotische Affektionen bezeichnet, die unter Kortikoiden ihr morphologisches Bild gänzlich verändern können. Eine bei Kindern bevorzugt auftretende Nebenerscheinung ist die **Panniculitis**, die erst nach Absetzen einer Kortikoidmedikation auftritt.

Häufig beobachtet man eine **Hyperhidrosis**, die nicht selten anfallweise in Erscheinung tritt (5, 13, 15, 17, 18 u. a.).

Abschließend seien die **Veränderungen des Haarwachstums** besprochen. Auch bei der Kortikoid-Langzeittherapie können sich Bilder wie beim Cushing-Kranken mit Stirnglatzenbildung einstellen. Häufig findet sich bei Frauen eine Lanugobehaarung im Bereich

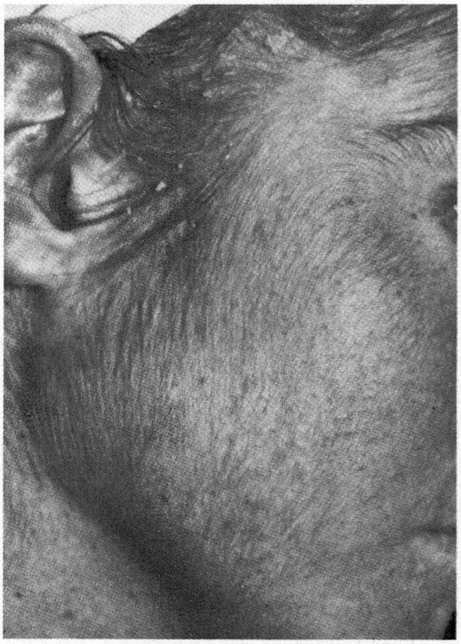

Abb. 27. Steroid-Hypertrichose bei einem jungen Mädchen (Aus 44).

der Stirn, den seitlichen Wangenpartien, am Kinn und am Hals. Diese Erscheinungen pflegen erst Monate nach Abschluß der Hormontherapie sich zurückzubilden (3, 5, 13, 15, 20). Sie treten vorwiegend bei der systemischen Behandlung auf, werden allerdings auch nach langer lokaler Applikation gesehen, besonders auch unter Okklusion (Abb. 27).

Die Hypertrichose wird besonders stark ausgeprägt nach langer ACTH-Medikation; hier spielt die gleichzeitig gesteigerte Androgenproduktion eine wesentliche Rolle (25, 26).

Eine vergleichende Beurteilung der verschiedenen Cortisolderivate in der externen Behandlung stößt auf erhebliche Schwierigkeiten, deshalb liegen keine exakten Angaben vor, nur einzelne Hinweise.

So beobachtete MEYLER (27) unter Dexamethason die häufigsten Fälle mit Entwicklung eines Hirsutismus, unter Methylprednisolon die meisten Ekchymosen, in 27% der behandelten Fälle. Dagegen beschreibt BOLAND (28) ein Auftreten von Ekchymosen sogar in 70% seiner Fälle unter Dexamethason. Unter Betamethason scheint nach TILLING (29) die Rubeosis steroidica relativ häufig vorzukommen. FRIEDLAENDER (30) und HART (31) berichten über flushartige Erytheme, die meist unter Dexamethason und Triamcinolon auftreten. Pigmentverschiebungen treten gerne unter Cortisol auf, am häufigsten jedoch unter protrahierten ACTH-Gaben (32–34). Das Entstehen einer perioralen Dermatitis ist vorwiegend auf die Anwendung von fluorierten Kortikoidexterna zurückzuführen (35, 36). Heute gilt für alle Kortikoidpräparate eine große Zurückhaltung bei längerer Anwendung im Gesichtsbereich.

Literatur

(1) SULZBERGER, M. B., et al.: J. invest. Dermat. *19:* 101 (1952).
(2) LAHMANN, J. J.: Dissertation Kiel 1975.
(3) NIKOLOWSKI, W., in: KAISER, H., F. HAGGENMÜLLER, W. NIKOLOWSKI: Cortisonderivate in Klinik und Praxis. Thieme, Stuttgart 1973.
(4) BARRETT, C. W., et al.: Brit. J. Derm. *77:* 576 (1965).
(5) SCHÄFER, E. L., R. BUCHHOLZ: Nebenwirkungen und Gefahren der Hormontherapie. Thieme, Stuttgart 1974.
(6) ORTEGA, E., et al.: Lancet *1975/I:* 1200.
(7) STÜTTGEN, G.: Inform. Arzt *2:* 319 (1974).
(8) TROMOVITCH, T. A., et al.: Arch. Derm. *87:* 35 (1963).
(9) PORTNOY, B.: Brit. J. Derm. *74:* 414 (1962).
(10) FELDMANN, R. J., et al.: J. invest. Derm. *48:* 181 (1967).
(11) HARTMANN, F., et al.: 80 Tagg. d. Dtsch. Ges. f. Innere Medizin, Wiesbaden 1974 (Verhandlungsbericht), S. 1548–1551. Springer, Berlin 1975.
(12) FELDMANN, R. J., et al.: J. invest. Derm. *48:* 181 (1967).
(13) GSCHWANDTNER, W. R.: Wien. klin. Wschr. *85:* 49 (1973).
(14) ITANI, Z. S., et al.: Dtsch. Ärztebl. *20:* 1461 (1974).
(15) BEICKERT, A.: Die Glukokortikoid-Therapie innerer Erkrankungen. Fischer, Jena 1968.
(16) RODERMUND, O. E.: Fortschr. Med. *93:* 1600 (1975).
(17) GREITHER, A., et al.: Dtsch. med. Wschr. *89:* 1241 (1964).
(18) WEST, H. F.: Ann. rheum. Dis. *20:* 86 (1961).
(19) SCHÖPF, E., et al.: Landarzt *48:* 60 (1972).
(20) BANDMANN, H. J.: Zusammensetzung und Wirkung kortikosteroidhaltiger Externa. In: Fortschr. Dermat. Venerol., Bd. VI, S. 33. Springer, Berlin 1970.
(21) WINKLER, K.: Hormonbehandlung in der Dermatologie. De Gruyter, Berlin 1962.
(22) WINKLER, K.: Asthet. Med. *15:* 298 (1966).
(23) VINCE, D.: Canad. med. Ass. J. *79:* 840 (1958).

(24) Braun-Falco, O., et al.: Hautarzt *21:* 509 (1970).
(25) Schuppli, R.: ACTH – eine Steroidbestimmung für die Praxis. Huber, Bern 1973.
(26) Ferriman, D.: Practitioner *194:* 43 (1965).
(27) Meyler, L.: Excerpta med., Vol. I-VII. Amsterdam 1957–1972.
(28) Boland, E. W.: Ann. rheum. Dis. *21:* 241 (1962).
(29) Tilling, W.: Med. Klin. *57:* 305 (1962).
(30) Friedlaender, S., et al.: Amer. Practit. *12:* 175 (1961).
(31) Hart, D., et al.: Lancet *1958/II:* 495.
(32) Cass, L.: Curr. ther. Res. *6:* 601 (1964).
(33) Götz, H., et al.: Münch. med. Wschr. *110:* 1913 (1968).
(34) Weyer, H.: Z. Haut- u. Geschl.-Kr. *29:* 233 (1960).
(35) Röckl, H., et al.: Hautarzt *27:* 147 (1976).
(36) Kapu, E.: Orv. Hetil. *118:* 1351 (1977).
(37) Fanconi, G.: Helv. paediat. Acta *17:* 267 (1962).
(38) Feinblatt, B. I.: Amer. J. Dis. Child. *112:* 218 (1966).
(39) Keipert, J. A.: Med. J. Aust. *58:* 1021 (1971).
(40) Günther, S.: Z. Hautkr. *51:* 569 (1976).
(41) Günther, S.: Z. Hautkr. *51:* 838 (1976).
(42) Günther, S.: Klin. Päd. *188:* 539 (1976).
(43) Altmeyer, P.: Hautarzt *28:* 83 (1977).
(44) Haneke, E., et al.: Medizin *5:* 2492 (1977).
(45) Mills, O. H., et al.: Arch. Dermatol. *108:* 381 (1973).

19. Chirurgische Komplikationen

In der Chirurgie wird eine **gestörte und verzögerte Wundheilung und Kallusbildung** bei Frakturen unter einer Kortikoid-Langzeitmedikation viel diskutiert. Tierexperimentell konnte gezeigt werden, daß sehr hohe Kortikoid-Dosen die Spannungsfestigkeit von Wunden (1–3) – wohl als Folge einer Hemmung des Bindegewebswachstums bzw. der Fibroblastenbildung und verminderter Kollagensynthese (4, 5) – herabsetzen (6, 7). Der Vernarbungs-Zeitraum von sonst 9 Tagen beträgt während einer Kortikoidmedikation 16 Tage (8).

Die Nahtinsuffizienz nach Operationen soll gehäuft nach Magenresektionen vorkommen; gefürchtet ist der sog. *Platzbauch* (9–12).

Trotzdem scheint zwischen den Tierexperimenten und den klinischen Erfahrungen eine Diskrepanz zu bestehen, da die genannten Komplikationsmöglichkeiten in der Klinik relativ selten vorkommen (3–8). Vorsichtshalber sollte die Hautnaht möglichst nicht vor dem 15. postoperativen Tage entfernt werden (9).

Ein zweites Gefahrenmoment stellt die **proinfektiöse Kortikoidwirkung** dar, die mit Vorliebe zu Sekundärinfektionen verschiedenster Art führt. Man sollte deshalb grundsätzlich Kranke, die unter einer Kortikoid-Dauermedikation stehen, während des Operationsstadiums lange genug antibiotisch abdecken.

Wird bei Kortikoidbehandlung ein chirurgischer Eingriff notwendig, so darf die Kortikoid-Medikation unter keinen Umständen abgesetzt oder auch nur erniedrigt werden, da andernfalls eine akute **Nebennierenrinden-Insuffizienz** zu katastrophalen Folgen führen könnte. Im Gegenteil, die Kortikoid-Dosis muß während der kritischen Zeitphase angehoben werden (3, 10, 13). Eine besondere Vorsicht ist bei Vorliegen eines Hyperkortisonismus gegeben (13). Deshalb sollte vor jeder Operation die Anamnese die Prämedikation der letzten 6 Monate erfassen. Erhielt der zu Operierende während des letzten Halbjahres Kortikoide, so sollte die Operation zwecks Vermeidung einer NNR-Insuffizienz stets unter Kortikoidgaben durchgeführt werden (14–17).

GRABNER (18) unterbreitet zur prä-, intra- und postoperativen Behandlung bei Steroid-induzierter NNR-Insuffizienz ein in nachfolgender Tabelle aufgeführtes Vorgehen:

Tab. 8. Vorschlag zur prä-, intra- und postoperativen Behandlung bei Steroid-induzierter NNR-Insuffizienz*).

Zeitpunkt der Verabreichung	Steroid, Anwendung, Dosierung
1–2 Stunden vor Operationsbeginn	als Bolus i.v. 250 mg 6-Alpha-Methyl-Prednisolon
unmittelbar anschließend	300 mg Hydrocortison in 0,9% NaCl/24 Stunden
Fortsetzung der Infusionsbehandlung am ... postoperativen Tag:	**als Dauerinfusion** Hydrocortison in 0,9% NaCl/24 Stunden
1.	300 mg
2.	200 mg
3.	100 mg
4.	**Umsetzen auf orale Medikation** – wenn möglich – 60 mg: 30 mg morgens, 20 mg mittags, 10 mg abends
5.	50 mg: 30 mg morgens, 15 mg mittags, 5 mg abends
6.	40 mg: 20 mg morgens, 15 mg mittags, 5 mg abends
Fortsetzen der Behandlung	mit der präoperativ verordneten Glukokortikoid-Dosis

*) Je nach Ausgangssituation kann dieses Schema auch modifiziert werden.

Als intravenöse Gaben können in therapeutisch äquivalenten Dosen auch Methylenprednisolon oder Triamcinolon-acetonid-dikalium-phosphat genommen werden; bei der oralen Medikation dürfte die zirkadiane Applikation zu bevorzugen sein.

Während der letzten Jahre wird häufiger über **Spontanrupturen** der Achillessehne berichtet, es handelt sich vornehmlich um gedeckte Sehnenrisse (10, 13, 19, 20). Ursächlich wird eine Degeneration und Atrophie der elastischen Sehnenfasern angenommen (20, 21). Entsprechend diesen Erkenntnissen sollten Kortikoidinfiltrationen bei Tendopathien intratendinös nur vorsichtig vorgenommen oder ganz unterlassen werden; statt dessen sollte eine Applikation paratendinös erfolgen (10, 22–24).

Ein entzündlicher Reizzustand im Sehnengleitgewebe kann durch eine gezielt gesetzte paratendinöse Injektion rasch zur Beschwerdefreiheit führen, Gewebsverklebungen und -Verwachsungen lassen sich hierdurch vermeiden (25).

Aus dem Tierversuch ist bekannt, daß Kortikoide die Einleitungsphase der **Narkose** verlängern, dagegen die Narkosephase selbst verkürzen (26). Entsprechende klinische Hinweise liegen bislang nicht vor.

Literatur

(1) NIMNI, M. E., et al.: Proc. Soc. exper. Biol. Med. *117:* 618 (1964).
(2) SMITH, T., et al.: Endocrinology *77:* 785 (1964).
(3) BEICKERT, A.: Die Glukokortikoid-Therapie innerer Erkrankungen. Fischer, Jena 1968.
(4) KARPINSKI, W.: Wien. klin. Wschr. *69:* 907 (1957).
(5) KASS, E. H., et al.: Arch. int. Med. *89:* 759 (1952).
(6) DIPASQUALE, G., et al.: Proc. Soc. exper. Biol. Med. *117:* 118 (1964).
(7) HOWES, E. L., et al.: Surgery *28:* 177 (1950).
(8) PROHASKA, J. V.: J. Amer. med. Ass. *195: 42* (1966).
(9) STEINER, H.: Z. ärztl. Fortbild. *4:* 283 (1964).
(10) SCHÄFER, E. L., R. BUCHHOLZ: Nebenwirkungen und Gefahren der Hormontherapie. Thieme, Stuttgart 1974.
(11) POPERT, A., et al.: Lancet *1958/I:* 21.
(12) KAISER, H.: Cortisonderivate in Klinik und Praxis. Thieme, Stuttgart 1973.
(13) POPP, W.: Dtsch. Gesundh.-Wesen *17:* 591 (1962).
(14) SALASSA, R., et al.: J. Amer. med. Ass. *152:* 1509 (1953).
(15) ARNOLDSSON, H., et al.: Acta med. scand. *173:* 769 (1963).
(16) FRAHM, H.: Chirurg *40:* 68 (1969).
(17) MAURER, G., et al.: Chirurg *39:* 217 (1968).
(18) GRABNER, W.: Fortschr. Med. *95:* 1866 (1977).
(19) PILGAARD, S.: Ugeskr. Laeg. *24:* 1408 (1962).
(20) EICHLER, J.: 20. Jahrestag. Vereinigg. süddtsch. Orthopäden. Med. Trib. *6:* H. 22 (1971).
(21) MANCINI, R. E., et al.: J. invest. Dermat. *34:* 393 (1960).
(22) SCHMITT, E.: Med. Trib. *6:* H. 22 (1971).
(23) MÖLLMANN, H., et al.: Therapiewoche *25:* 4953 (1975).
(24) MÖLLMANN, H., et al.: Therapiewoche *25:* 5203 (1975).
(25) WINTER, CH., et al.: J. Pharm. exper. Therap. *105:* 358 (1952).
(26) KRAHL, H.: Med. Klin. *65:* 1369 (1970).

20. Allergie auf Kortikoide und ACTH

Durch eine **systemische Kortikoidtherapie** ausgelöste allergische Reaktionen treten äußerst selten auf. Sie sind vor allem von differentialdiagnostischem Interesse. Beschrieben wurden urtikarielle Reaktionen, Exantheme und Ekzeme, wobei diese vorwiegend unter oraler Einnahme von Cortisol, Prednison, Methylprednisolon und Dexamethason beobachtet wurden (1–6). DUBACH (7) beschreibt eine tödlich ausgegangene Überempfindlichkeitsreaktion unter Dexamethason. Interessant ist der Hinweis von BEICKERT (1), daß eine allergische Reaktion beim Wechsel des Kortikoids verschwindet; es muß also eine spezifische Reaktion der einzelnen Kortikoide bei bestimmten Kranken angenommen werden.

Häufig treten dagegen allergische Reaktionen im Verlaufe einer **externen Therapie** auf, wobei die Sensibilisierung hauptsächlich mit den Externa-Grundlagen oder mit Zusätzen – verschiedene Antibiotika, p-Aminobenzoesäure und Salizylate – ursächlich in Zusammenhang zu bringen ist (10–14). NIKOLOWSKI (9) macht darauf aufmerksam, daß die Kortikoide in solchen Fällen eine Irritation durch die externen Zusätze nicht unterdrücken können. Kortikoide können – allerdings äußerst selten – auch alleine Kontaktallergien bei externer Anwendung auslösen (13, 15). Dies soll hauptsächlich unter Cortisol und Cortisol-Azetat der Fall sein.

Allergische Reaktionen unter **ACTH-Gaben** wurden erstmals 1950 beschrieben, inzwischen liegt eine große Zahl entsprechender Mitteilungen vor (1, 8, 16–25). Unter ACTH aufgetretene allergische Nebenerscheinungen sind ernster zu nehmen; neben den verschiedensten Überempfindlichkeitsreaktionen wurden vor allem auch schwerste anaphylaktische Schockzustände beschrieben, zum Teil mit letalem Ausgang (26–30).

Zwei Verlaufsformen sind bekannt, der akute Schock, der Minuten nach stattgefundener Injektion auftritt, und die verzögerte Form, die sich langsam entwickelt, wobei erst Stunden nach der Applikation schwere Schockzeichen aufzutreten pflegen. In beiden Fällen treten die Nebenerscheinungen nur selten nach der 1. Injektion auf, vorwiegend nach mehrmaliger Applikation.

Mit zunehmender Verbesserung der ACTH-Präparate hat sich die Nebenerscheinungsquote zurückgebildet. ACTH-Verunreinigungen und die Trägerproteine waren hauptsächlich für die häufigsten Nebenwirkungen verantwortlich zu machen. Nach ARNOLDSSOHN (31) mußte in den fünfziger Jahren noch mit Nebenerscheinungsquoten von 30% während einer ACTH-Therapie gerechnet werden. Aber auch nach Einführung des synthetischen ACTH beobachtet man gelegentlich das Auftreten allergischer Reaktionen, wobei allerdings schwer verlaufende Komplikationen nicht mehr gesehen wurden (32–34).

Literatur

(1) BEICKERT, A.: Die Glukokortikoid-Therapie innerer Erkrankungen. Fischer, Jena 1968.
(2) BONNER, CH. D., et al.: N. England J. Med. *256:* 131 (1957).
(3) DOELLE, W., et al.: Med. Klin. *53:* 2177 (1958).
(4) HÄNTZSCHEL, K., et al.: Dtsch. Gesundh.-Wesen *17:* 2061 (1962).
(5) ROKSETH, R.: Lancet *1960/I:* 680.
(6) SCHREINER, H. E., et al.: Ann. Derm. Syph. *89:* 174 (1962).
(7) DUBACH, U. C.: Schweiz. med. Wschr. *95:* 702 (1965).
(8) SCHÄFER, E. L., R. BUCHHOLZ: Nebenwirkungen und Gefahren der Hormontherapie. Thieme, Stuttgart 1974.
(9) NIKOLOWSKI, W., in: KAISER, H.: Cortisonderivate in Klinik und Praxis. Thieme, Stuttgart 1973.
(10) GSCHWANDTNER, W. R.: Wien. klin. Wschr. *85:* 49 (1973).
(11) BANDMANN, H. J., in: BRAUN-FALCO, O., H. J. BANDMANN: Fortschritte der praktischen Dermatologie und Venerologie, Bd. VI, S. 33. Springer, Heidelberg 1970.
(12) LINDEMAYR, W., et al.: Wien. klin. Wschr. *82:* 669 (1970).

(13) WIEGEL, O.: Med. Welt *19:* 828 (1968).
(14) WINKLER, K.: Hormonbehandlung in der Dermatologie. De Gruyter, Berlin 1969.
(15) ALANI, M. D., et al.: Ann. Allerg. *30:* 181 (1972).
(16) UNGER, D. L., et al.: Dis. Chest. *40:* 359 (1961).
(17) WEST, H. F.: Acta med. scand., Suppl. *352:* 3 (1960).
(18) WEST, H. F.: Ann. rheum. Dis. *21:* 263 (1962).
(19) KAISER, H.: Cortisonderivate in Klinik und Praxis. Thieme, Stuttgart 1973.
(20) FIEGEL, G., H. W. KELLING: Die Anwendung von Kortikoiden und anabolen Substanzen. Enke, Stuttgart 1962.
(21) FIEGEL, G.: Therapiewoche *14:* 420 (1964).
(22) FIEGEL, G., et al.: Tägl. Prax. *8:* 499 (1967).
(23) FIEGEL, G., et al.: Intern. Prax. *7:* 525 (1967).
(24) Anästh. Prax. *3:* 159 (1958).
(25) FISCHER, H.: Münch. med. Wschr. *99:* 1975 (1957).
(26) HILL, B. H., et al.: Lancet *1954/I:* 1218.
(27) LUKASIK, S., et al.: Pol. Tyg. Lek. *1958:* 1361.
(28) FISCHER, K., et al.: Nature *52:* 347 (1965).
(29) SAVIDGE, R. S., et al.: Lancet *1954/II:* 889.
(30) SNIVELY, G. G., et al.: J. Amer. med. Ass. *152:* 1223 (1963).
(31) ARNOLDSSOHN, H.: Acta allergol. *4:* 369 (1955).
(32) MATHIES, H.: Aktuelle Steroidprobleme. Steinkopff, Darmstadt 1973.
(33) MÜLLER et al.: Schweiz. med. Wschr. *97:* 27 (1967).
(34) SCHUPPLI, R.: ACTH – eine Standortbestimmung für die Praxis. Huber, Bern 1973.

I. Verzeichnis der handelsüblichen Kortikoid-Präparate (aufgeteilt nach Substanzen, Präparaten und Herstellern)

Präparat	Hersteller
Betamethason	
Betnesol	Glaxo
Celestan	Byk-Essex
Cortison	
Cortison CIBA	Ciba
Dexamethason	
Auxilosan	Thomae
Decadron	Merck, Sharp & Dohme
Dexa-Dabroson	Dabrowski
Dexa-Scheroson	Schering
Dexamed	Medice
Dexamethason „Berco“	Berco
Dexamethason Ferring	Ferring
Fortecortin	Merck
Millicorten	Ciba
Predni-F-Tablinen	Sanorania
Fludrocortison	
Fludrocortison SQUIBB	Squibb/Heyden
Scherofluron	Schering
Fluocortolon	
Ultralan	Schering
Hydrocortison	
Actocortin	Ankermann
Ficortril	Pfizer
Hydrocortison Hoechst	Hoechst
Scheroson-F	Schering
Methylenprednisolon	
Decortilen	Merck
Methylprednisolon	
Medrate	Upjohn
Urbason	Hoechst
Paramethason	
Monocortin	Grünenthal

Prednisolon

Decortin-H	Merck
Deltacortril	Pfizer
Hostacortin-H	Hoechst
Keteocort-H	Desitin
Phoscortil-Klys	Biotherax
Predni-Coelin	Pfleger
Predni-H-Tablinen	Sanorania
Prednisolon Ferring	Ferring
Prednisolon ISN	ISN
Prednisolon „Lentia“	Lentia
Prednisolon „Sanhelios“	Sanhelios
Scherisolon	Schering
Solu-Decortin-H	Merck
Ultracorten H	Ciba
Ultracortenol	Ciba

Prednison

Dabroson	Dabrowski
Decortin	Merck
Erftopred	Erfto
Hostacortin	Hoechst
Keteocort	Desitin
Predni-Tablinen	Sanorania
Predniment	Ferring
Prednison „Dorsch“	Dorsch
Prednison Ferring	Ferring
Prednison „Sanhelios“	Sanhelios
Ultracorten	Ciba

Triamcinolon

Delphicort	Lederle
Volon	Squibb/Heyden

Triamcinolon-acetonid

Volon A	Squibb/Heyden

Triamcinolon-acetonid-dikalium-phosphat

Volon A solubile	Squibb/Heyden

II. Alphabetisches Verzeichnis der handelsüblichen Kortikoid-Präparate

Handelsname	Chem. Kurzbezeichnung	Hersteller
Actocortin	Hydrocortison	Ankermann
Auxilosan	Dexamethason	Thomae
Betnesol	Betamethason	Glaxo
Celestan	Betamethason	Byk-Essex
Cortison CIBA	Cortison	Ciba
Dabroson	Prednison	Dabrowski
Decadron	Dexamethason	Merck, Sharp & Dohme
Decortilen	Methylenprednisolon	Merck
Decortin	Prednison	Merck
Decortin-H	Prednisolon	Merck
Delphicort	Triamcinolon	Lederle
Deltacortril	Prednisolon	Pfizer
Dexa-Dabroson	Dexamethason	Dabrowski
Dexa-Scheroson	Dexamethason	Schering
Dexamed	Dexamethason	Medice
Dexamethason „Berco“	Dexamethason	Berco
Dexamethason Ferring	Dexamethason	Ferring
Erftopred	Prednison	Erfto
Ficortril	Hydrocortison	Pfizer
Fludrocortison SQUIBB	Fludrocortison	Squibb/Heyden
Fortecortin	Dexamethason	Merck
Hostacortin	Prednison	Hoechst
Hostacortin-H	Prednisolon	Hoechst
Hydrocortison Hoechst	Hydrocortison	Hoechst
Keteocort	Prednison	Desitin
Keteocort-H	Prednisolon	Desitin
Medrate	Methylprednisolon	Upjohn
Millicorten	Dexamethason	Ciba
Monocortin	Paramethason	Grünenthal
Phoscortil-Klys	Prednisolon	Biotherax
Predni-Coelin	Prednisolon	Pfleger
Predni-F-Tablinen	Dexamethason	Sanorania
Predni-H-injekt	Prednisolon	Sanorania
Predni-H-Tablinen	Prednisolon	Sanorania
Predniment	Prednison	Ferring
Prednisolon Ferring	Prednisolon	Ferring
Prednisolon ISN	Prednisolon	ISN
Prednisolon „Lentia“	Prednisolon	Lentia
Prednisolon „Sanhelios“	Prednisolon	Sanhelios
Prednison „Dorsch“	Prednison	Dorsch
Prednison Ferring	Prednison	Ferring
Prednison „Sanhelios“	Prednison	Sanhelios
Predni-Tablinen	Prednison	Sanorania
Scherisolon	Prednisolon	Schering
Scherofluron	Fludrocortison	Schering
Scherison-F	Hydrocortison	Schering
Solu-Decortin-H	Prednisolon	Merck

Ultracorten	Prednison	Ciba
Ultracorten-H	Prednisolon	Ciba
Ultracortenol	Prednisolon	Ciba
Ultralan	Fluocortolon	Schering
Urbason	Methylprednisolon	Hoechst
Volon	Triamcinolon	Squibb/Heyden
Volon A	Triamcinolon-acetonid	Squibb/Heyden
Volon A solubile	Triamcinolon-acetonid-dikalium-phosphat	Squibb/Heyden

Vorgenannte Tabelle enthält nur orale und parenterale Präparate, Externa werden nicht aufgeführt.

Sachverzeichnis

5.–